尾閭下關

汶火池

斗柄

玄中碧眼金

玄眼山票鐵

會胡則中刻

得僧僧白藏右

此手頂也兒

陰

陽

玄

牝

車

也秒長滿丈樹處萊
要生山底甘深求機
之頂象達通還門
此遇念見再撥何

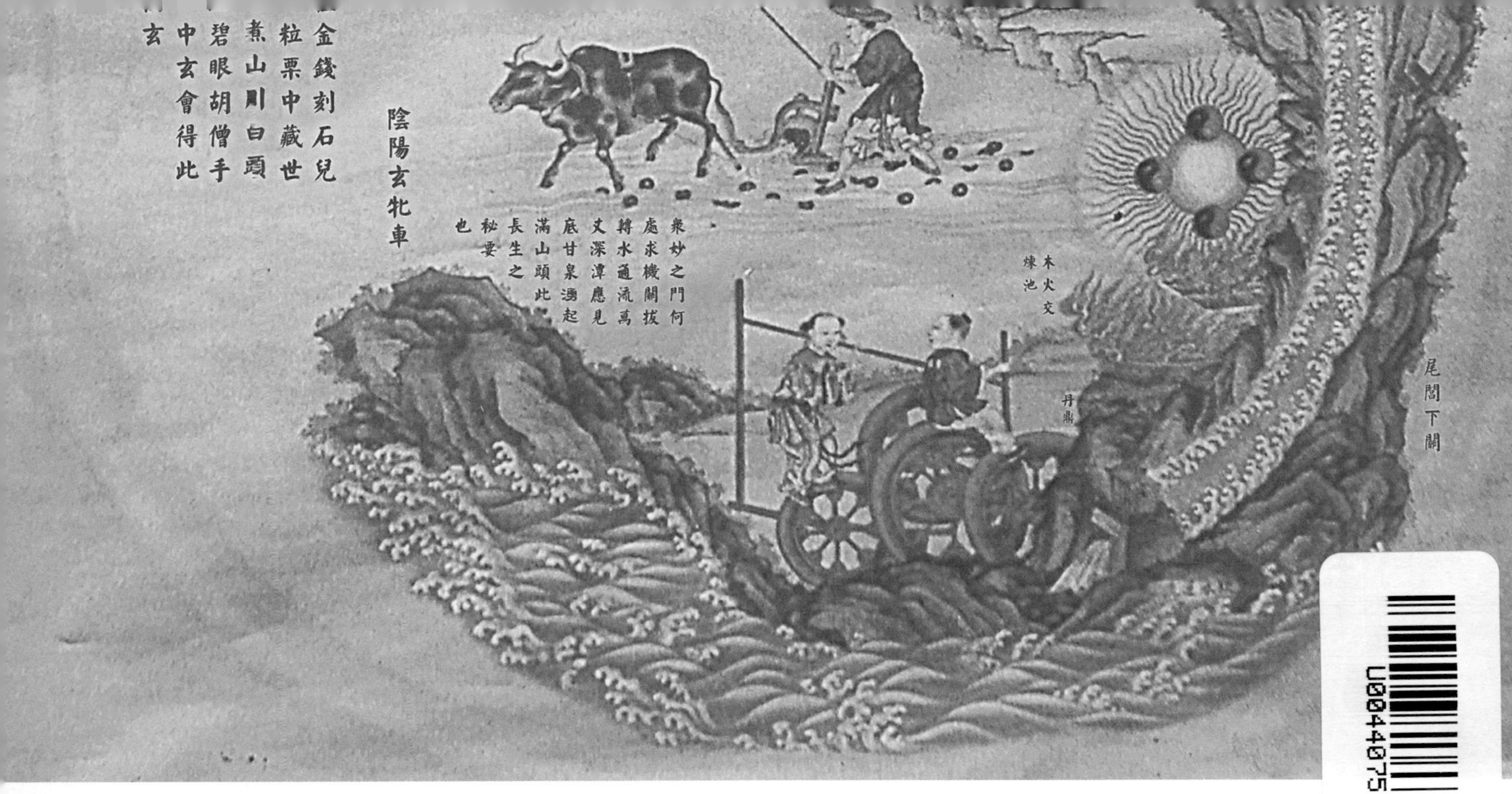

內經圖

「內經圖」或稱為「內景圖」，是集數千年養生精華的一張圖典，由圖名就可清楚這張圖的代表意義；人體生命內在的規律和祕密方式來講解《黃帝內經》所說的生命的奧祕。

嚴格來說，「內經圖」其實就是中醫解剖學的具體呈現，最大的特色就是以山水風景來呈現人體構造、經絡及臟腑關係，都與現代中醫相互印證。這種圖像表達方式，與本書作者大宇宙、小宇宙的概念十分契合；人是大宇宙也就是我們每個人所擁有的身體。

此圖是中國古代傳統生命科學知識集大成的一張圖典，據圖可知著大宇宙、小宇宙自然的一部分；而小宇宙也就是我們每個人所擁有的身體。傳世版本以白雲觀版本和清宮彩本為代表，為邱處機真人所造，據傳成於元代。此圖即為清宮彩本。

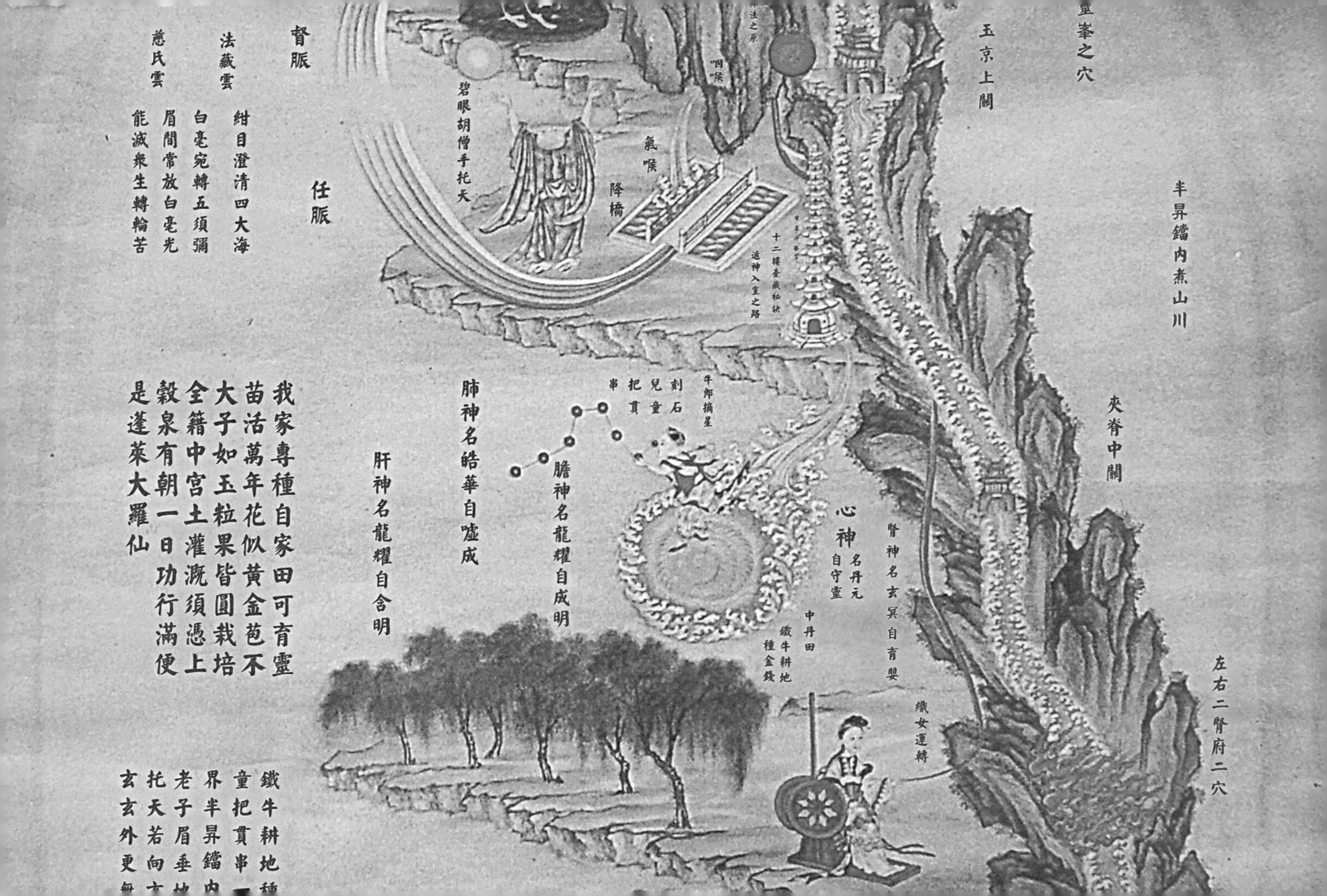

左右二腎府二穴
夾脊中關
半昇鐺內煮山川
玉京上關
靈峯之穴
織女運轉
腎神名玄冥自育嬰
心神名丹元自守靈
中丹田
鐵牛耕地種金錢
牛郎摘星
刻石兒童把貫串
十二樓臺藏秘訣
返神入室之路
咽喉
膽神名龍曜自成明
肺神名皓華自虛成
肝神名龍耀自含明
氣喉
降橋
碧眼胡僧手托天
任脈
督脈
紺目澄清四大海
白毫宛轉五須彌
眉間常放白毫光
能滅衆生轉輪苦
法藏雲
慈氏雲
我家專種自家田可育靈
苗活萬年花似黃金苞不
大子如玉粒果皆圓栽培
全籍中宮土灌溉須憑上
穀泉有朝一日功行滿便
是蓬萊大羅仙
鐵牛耕地
童把貫串
界半昇鐺內
老子眉垂
托天若向
玄玄外更

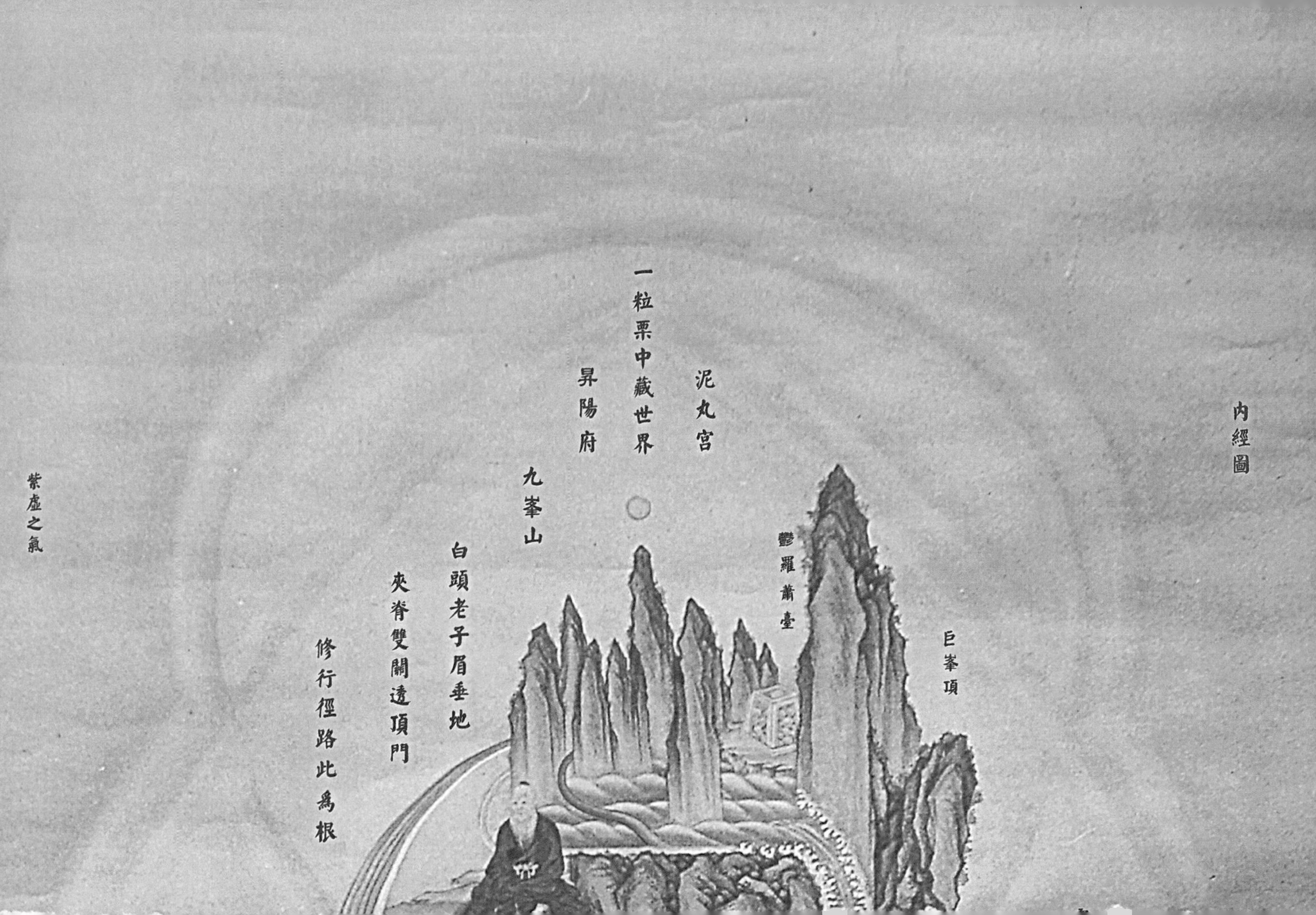
內經圖
巨峯頂
鬱羅蕭臺
泥丸宮
一粒粟中藏世界
昇陽府
九峯山
白頭老子眉垂地
夾脊雙關透頂門
修行徑路此爲根
紫虛之氣

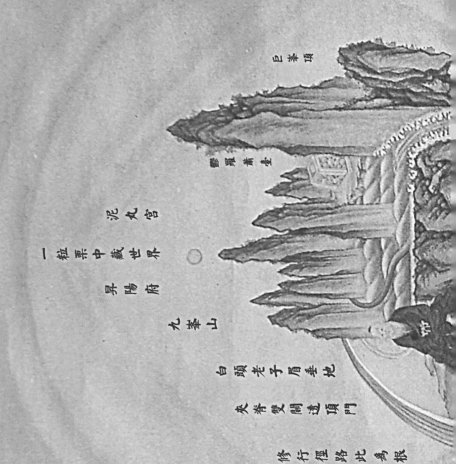

人體內證觀察筆記

十二經絡觀察篇

下冊

長安無名氏 著

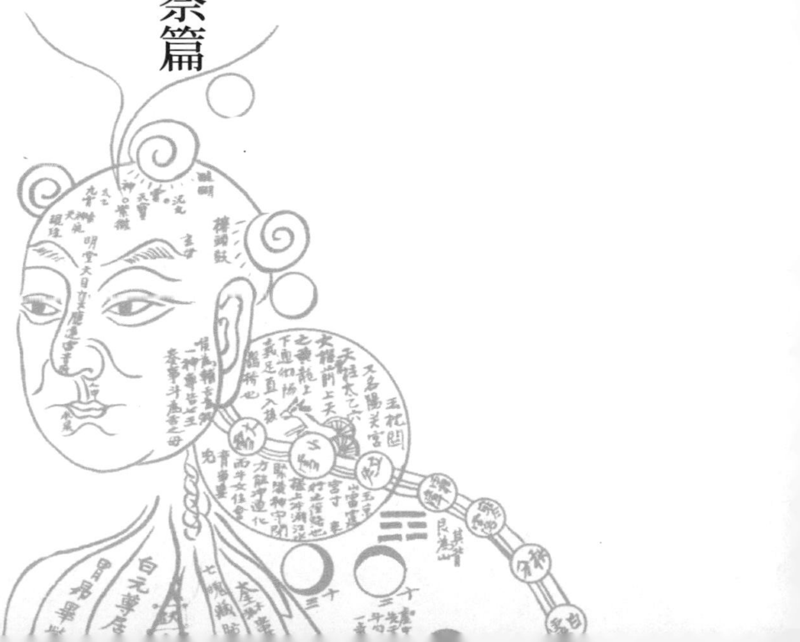

【推薦序】

內證，就是身心不斷淨化的過程

《思考中醫》作者 劉力紅

內證的概念是在寫作《思考中醫》的過程中提出來的，當初的因緣是基於對中國文化裡有無實驗這一問題的探討。因為當時有人提出中國文化裡缺少實驗，而實驗是提供科學依據、科學證據的重要元素。如果缺少實驗，那就意味著中國文化（這裡主要指傳統文化）能夠做為科學依據和證據的東西沒有了。一門學問、一個文化如果缺少證據，那是多麼可怕。這也許正是近些年來，有不少聲音在說中醫不科學的重要原因。

中國文化裡有實驗，這應是毫無疑問的。只是這個實驗的內涵、形式、地點都與現代科學不同。現代科學的實驗有固定的場所，謂之實驗室。實驗室都在主體（人）之外建構，透過這些外在實驗室的工作提供一系列的科學證據和科學證明。所以這個過程從某種意義上來說，可以謂之「外證」的過程。反之，中國傳統文化的實驗不同，這個過程不在主體之外進行，而是透過主體自身心身的鍛鍊漸漸獲得。從這一意義而言，這個過程可以稱之為「內證」。

「證」是什麼？「證」意味著真實。當然這個真實有精粗之別。證為什麼意味著真實呢？因為是親「眼」所見，是親「身」經歷。我們可以姑且從證的造字來品味其意義：證的右部為登，左部為言。

登者，升也，進也。最直接的意義就是登高，登高可以望遠，可以見所未見；「欲窮千里目，更上一層樓」，即為此意。登之於外、於遠則為升也，於內、於深則為進也。隨其升進之不同，則所見不同，所歷、所驗也不同。將此所見、所歷、所驗，表之於言，以為大眾所能會意，即為證也。

因此，在證境圓滿之前，「證」其實就是一個自我身心不斷升進的過程。正因為隨著升進的不斷深遠，都是沒有升進到這個境地的人之所未見、所未歷，所以很難保證，此見此歷均能表之於言，均能為大眾所會意。愛因斯坦在《藝術體驗與科學體驗有何共同之處？》一文談到：「如果世界不再是寄託個人企盼的場所，我們能夠身為自由人面對世界，欣賞它的美麗，不斷探索和觀察，這時我們便進入了科學和藝術的領域。如果用邏輯的語言描繪我們看到和體驗到的，我們便在從事科學研究。如果這些東西是透過形態傳達的，這些形態之間的聯繫不能為有意識的思想所理解，但從直覺上又是有意義的，這時我們從事的便是藝術。兩者的共同點是全身心的奉獻，這種奉獻超越個人的關注和意志。」而證其實正涵蓋了愛因斯坦所說的科學和藝術。

從這一角度，我們可以說，中國文化以及中醫是由內證這條路走出來的科學和藝術。依此為鑒，中國文化的每一成就，它的每一理念，甚至是每一句話，都浸染著內證的成果。《黃帝內經》如此，《論語》又何嘗不是如此。儒家的最高境界是君子，君子體仁，君子安仁，仁者愛人。若無內證的功夫，若無身心的徹變，若未剿滅分別，證得平等，何能仁者愛人？

所以內證，更平實地說，其實就是身心不斷淨化的過程。隨其淨化，自能透現真實；隨其清淨，自能映照天地萬物。值長安無名氏《人體內證觀察筆記》於台灣付梓之際，聊作數語以為隨喜！

辛卯二月十九於南寧青山

【作者序】

救命、續命：現代人的當務之急

長安無名氏

這本書在大陸出版已經一年多了，好評是絕大多數，反對的也有，有人甚至於講我是「妖言惑眾」。還有些朋友說，讀不懂。當然這是謙虛了。我只是感覺，我的「妖」言還不夠強。如果這是妖，我要一妖到底。眾生多被虛假和污染洗腦，當下的棒喝太少了。

在台灣出版本書之前，我想來講一下這本書寫作的原因。你就是不讀這本書，也一定要記住我講的這四個字：「救命」，還有「續命」。

我的老師給我兩個字做這本書的標準：「救命」。救誰的命？大家，也包括我自己。我們生活在一個高度虛擬（也就是虛假）及高度污染的時代，物質高度豐富，生命高度垃圾化。所以我們每一個人，必須從內心出發，去尋找救度自己生命的最好辦法。拿什麼救命？西醫，當然是好東西，好東西都是有巨毒的，不能多吃。只是我們看清楚了嗎？我並不反對善用西醫。現在好多人，死都不知道是為什麼、怎麼死的，實在是可悲可嘆！西醫在這方面幫不了我們。對於救助我們，講到深處，講到深心，西方文明的力量太弱了，弱到最後，全是荼毒。

真正能救助我們，讓我們有一個健全快樂的生命，賦予我們的生命以崇高的價值和意義的，是我們老祖宗傳下來的文明。我們必須回去，沒有選擇。靈魂兮，歸來！救我們自己的命，也就是救我們優秀文明的命。

說到「續命」。這是我專門給年輕人，特別是中年人、老年人講的。生命是無價的，再多資本也換不來生命。真正智者積來財富，全是為了給眾生續命。我們必須活得夠長，才能享受人生，做好我們想做的事情。天天有病，天天不健康，天天煩惱，天天面臨著死亡，拿什麼來續命？

我們的文明講究大醫，最大的醫生，不是穿白大褂的大夫，而是黃帝、老子、佛祖、孔子這些人，其次才是醫聖等。正規的醫，還在術的層次。我們祖宗留給我們救命和續命的主要東西是這些：

- 信仰
- 仁義禮智信
- 善根
- 天人合一：自然之道和人道。探究生命的本質。
- 性命雙修：佛道儒等基本的修習。就是在人生中不斷學習，不斷淨化和修理自己的身心，不斷臻於至善。
- 武術、導引、瑜伽等。
- 講病（以王鳳儀老先生為代表）
- 中醫：按摩、灸、針、藥等。
- 食療和湯療
- 家國和行道

上面這十條，是人類最大的救命和續命方法，也是最科學的方法。學習其中哪一種，都可以讓我們進入救命和續命的法門。

我的孩子在離台灣很近的一個大學讀碩士，整天在實驗室泡著，已經成了實驗室的奴隸。目前這些年輕的孩子們，讀的書堆起來，比他自己的個頭還高。但一旦有病，他半生所學的這些所謂的知識和高科技，對他幾乎一點用也沒有，只能坐以待斃，或者坐等化學藥物、放療、刀具的折磨。這時候你才發現，生命需要的東西，他一點也沒有學。這正是當下人類面臨的荒誕。類似這樣的悲劇，我看多了。在內地，我的讀者中年輕人很多。我希望年輕一代的朋友，也能返祖歸根。

生活在這個時代，我們必須有一雙孫悟空的眼睛，否則我們就會被真正的、打著所謂科學旗號的妖給拐賣到山洞中去。我們必須當下就放下我們對自己生命的無知，馬上放下，好好關愛自己。我們已經到了必須強迫自己停下那些怪誕的事，好好關愛自己的時候了。在很多情況下，我們已經進入了自殘的時代。

這個殘害我們的妖魔鬼怪，就在我們每個人的大腦和心中。降服這些妖的法寶，祖宗傳給我們的法寶，就在那放著，等待我們去取去用。像癌症、猝死等各種疾病，用我們祖宗留下的法寶，是可以預防的。生命用我們祖宗的方法，是可以自然延續，快樂地活到天年。

我們是一群心靈已經被毒害殘疾的人。現在要回來學習祖宗留下的優秀文明，一定是很快樂，但一定也很艱難。自己修理自己，把自己修理成像佛、老子、孔子、基督這樣的一類人，當然不簡單，可說是世界上最難的事，但把我們的心靈修習成和他們一樣，並不困難。聖人們都說，我們和他們一樣，一切俱足。而且學習這些救命續命的法寶，就真的和唐僧帶著孫悟空、豬八戒去取經一樣，九死一生，飽經磨難，苦難是人所未經，但快樂也是人所未經，那是人生最大的福報啊。

各位兄弟姐妹如果讀了這本書，記得了「救命」和「續命」這四個字，那就是讀到了精髓所在。那就帶著你的孫悟空和豬八戒，騎上你的白馬，出發吧！

目次

【卷二】◆

經絡和穴位

為了講得更清楚，我們把經絡分成經絡管道和穴位兩個部分來講。經絡這東西，就好比是蒙著面紗的蒙娜麗莎，確實美極了。但神祕的面紗下面，究竟是什麼東西在運動？哈哈，確實不好說清楚。至於穴位，則可以說是經絡管道中的太極器官。

一、經絡管道

關於經絡研究，有兩個人最有名，一個是朝鮮科學家金鳳漢❶，他因為經絡研究，最後跳樓身亡。他確實是一個了不起的科學家，敢做敢為，精神可嘉。

另一個讓人印象較深刻的科學家，則是中國的祝總驤❷，他用物理實驗手段測得經絡、穴位是客觀存在的，並且依據物理測試所得，畫出一條一條的經絡線和穴位圖。他的工作在經絡和中醫研究史上功不可沒，一定可以記上一筆。有人批評，投資這麼龐大的經費與人力去研究經絡，不值得，這肯定是外行人講的話。從科學探索來講，我們在經絡等研究上不是花錢太多，而是根本花得太少太少。我們欠中醫的帳太多，欠經絡的帳太多。欠帳總是要還的，要不歷史不答應；歷史不答應，我們就過不去。老祖宗發現的經絡，我們現在卻連證明都搞不定，我們有罪呀！背棄我們應當傳承的文明和真理，我們就是在犯罪。

祝總驤老人家的研究，在香蕉、西瓜上畫出它們的經絡，讓傻瓜都看得明白，這是他了不起的貢獻。如果我們既不相信《黃帝內經》，也不相信祝教授用科學試驗做出的結果，那我們就稱得上是睜眼瞎子。祝總驤教授的實驗，代表著當代科學對於經絡研究所做的最高水準的外證。

感謝無數像祝總驤教授這樣的探索者，他們的研究，也是學習經絡的路標和階梯。

揭開蒙娜麗莎微笑的神祕

祝總驤的研究，為我們提出了同樣一個問題：既然能夠測出經絡的存在，但為什麼解剖不到經絡的實體？這個問題同樣困擾著金鳳漢教授，最後甚至為此跳樓身亡。

用西方人的手術刀，在現在的技術條件下，再聰明的人也解剖不出經絡。水果刀能切蘋果，卻切不出蘋果的經絡。為什麼？

我們的老祖宗早認識到經絡的神祕性，經絡是屬於「無」一類的特殊物質，完全是屬於內證範疇的東西，想用解剖刀去看個明白，錯得離譜。相信總有那麼一天，中國的科學家一定能用一種能解剖「無」的「刀子」來解剖經絡。西方人能走的路，我們要走；而西方人走不了的路，我們也要能走。神祕的蒙娜麗莎的微笑，我們一定會看得清清楚楚。

曾有朋友問我，在內證狀態下，觀察到的經絡究竟是什麼樣子？

如果不考慮一條經絡旺相時真氣洋溢的狀態，一個成年男子的一條經絡，實際寬度大約〇・五公分。正常經絡有數種色彩，一是本臟本經之色，如肝經旺相時會呈現青綠色，腎經旺相時會呈現藏黑色，心經旺相時會呈現帶著黃色的紅色。那種樣子就像是發著螢光，與螢火蟲的光澤很類似。但經絡的光亮很穩定。很多經絡會發出黃紅色光，有的經絡則會呈透明的白色，在內證狀態下觀察時，會誤以為是像白色的透明玻璃或透明的白色塑膠管，如果取局部放大來看，卻會發現實際上什麼都沒有，根本就沒有那層玻璃或塑膠管壁，真是空空如也，空無也無。這時你不禁會心地哈哈笑出來，此時就會明白《心經》所講的「無無也無」是什麼意思了。你覺得那條經絡無無也無，但它確實發出白色的光。我們的老祖宗一定也是沒有更好的辦法，才用內證法觀察經絡，並把這種物質命名為「無」。

要理解經絡、穴位以及更深層的東西，人類一定得放下自己的「有」，接受「無」這種物質，理解「無」。如果你所占有的太多，就沒有能力去探索「無」。欲望太多，也不能理解「無」。「無」是我們這個充滿物質和欲望世界的嘲笑者。

生命之鐘

經絡，最基本的有十二正經和奇經八脈。十二正經，就是人體最基本的生命之鐘。每條經絡運動旺相兩個小時，你可以稱為「經絡值日」。每天一次，只要你活著，它們就勤勞地為你工作，非常準確，不會比最好的瑞士手錶差上一秒。十二正經準確地就像一個世界級的授時中心，讓你真是不知說什麼好。

不要以為只有電腦才有時鐘精確控制，你的身體、生命，比電腦更精準。我的老師提到，曾經觀察過一例晚期重症的糖尿病患者，患者的經絡運行時間比正常人差了將近一個小時，生命垂危。

所以不要忘記每天要好好運動，保養好自己的經絡時鐘，要是讓經絡時鐘慢了，那麻煩可大了。

傳經送寶

筆者曾經觀察過，二十八星宿和七政之星會為人體傳經。傳經的意思，就是給人體的經絡傳輸需要的東西。經絡需要的是什麼東西？星星給經絡傳輸的又是什麼東西？不知道。但觀察到星星傳下的，肯定是經絡需要的一種特殊的陰陽物質。不過，這東西不是你從口裡吃進去的，而是星星直接傳到你身上的經絡的。傳經速度很快，可以講是迅雷不及掩耳。當你發現這種現象，正在發愣時，老天爺已經傳完經了。傳經的地方就是每條經絡上的一

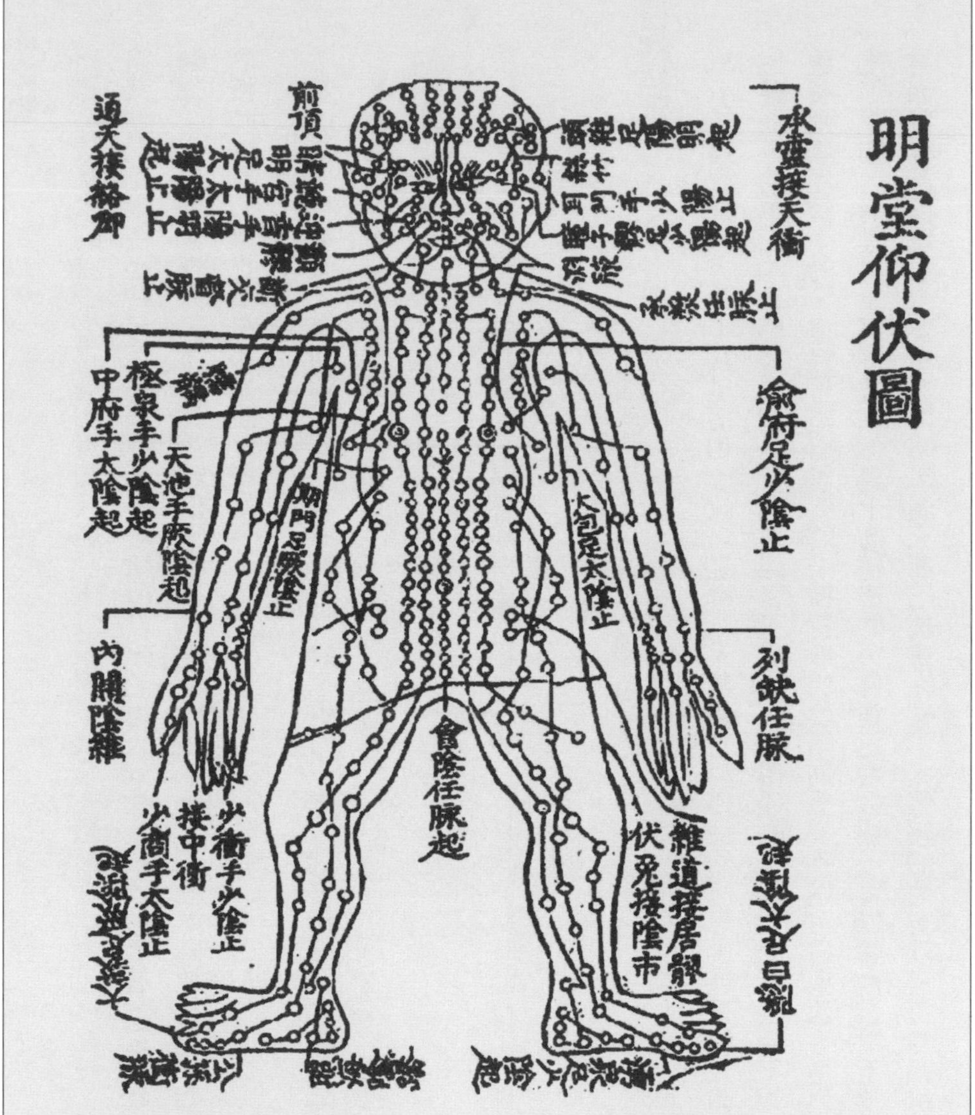

圖1-1 明代醫學家李梴所繪的經絡圖。

個重要穴位。所以，經絡所需要的東西，除了人體自給之外，還有星星給的。星星送給經絡的東西，當然也是「無」一類的物質。那麼，是不是香蕉、大象、西瓜、兔子這樣的生物也會接受星星傳的經？肯定是有的。

圖1-1是取自明代醫學家李梴❸的《醫學入門》，這張經絡圖可以作為傳經的一個範例。筆者可以感受到作者對經絡有極深的研究，他本人一定也親身感受過星星傳經，所以才能把經絡圖畫得如此傳神。

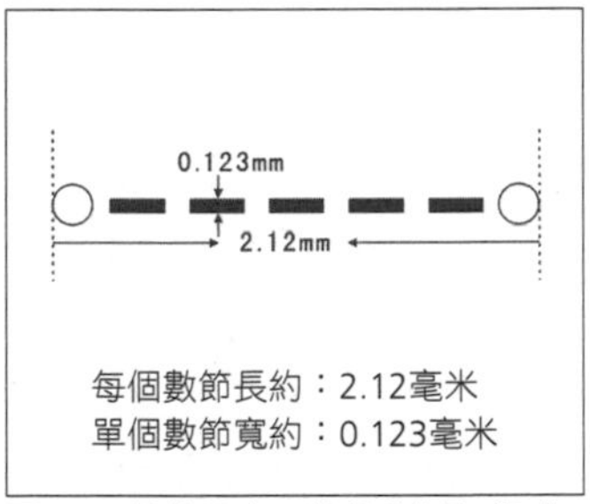

圖 1-2 數節是由一節節的「數」組成。

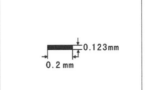

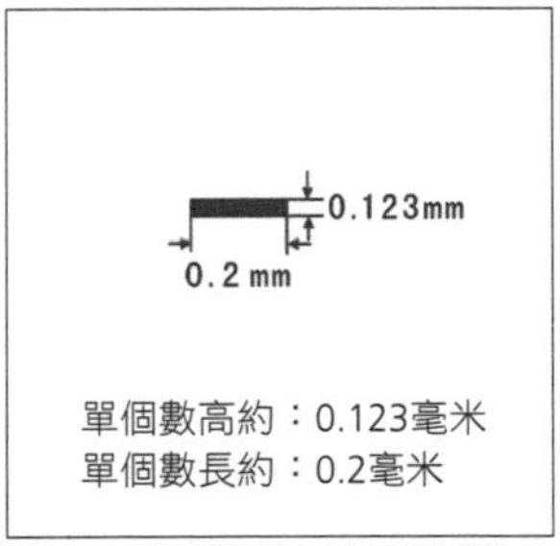

圖 1-3 組成數鏈的單一個「數」。

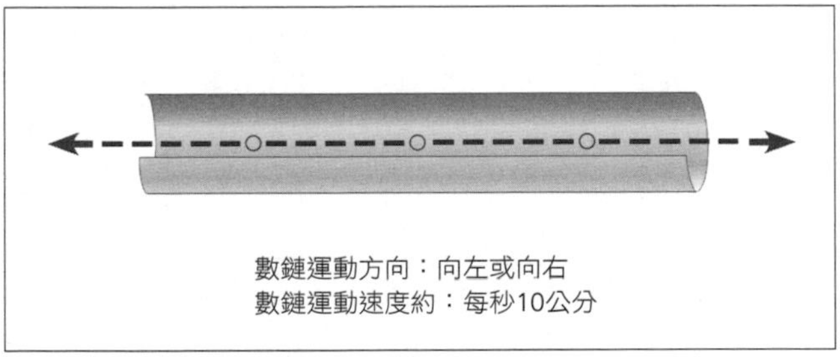

圖 1-4 數節再組成一長串的數鏈。數鏈有兩個運動方向：往左及往右，每秒移動速度約 10 公分。

經絡中的數鏈

其實經絡的組織和結構，比我們平常想像的還要複雜得太多太多，運動形式也要複雜得多。以下內容，是我在一九九五年前後的觀察探索。

在十二正經的每一條經絡正中間，運動著一條數鏈。這個數鏈究竟是什麼樣的神祕大俠，我還不清楚。但其結構大致是這樣的：一條經絡如一根「無」物質構成的管子（其實沒有這根管子），管子最中間位置，有一條數鏈總是在慢慢運動著。數鏈由數節構成，數節又是由一節節的「數」構成。這個「數」，真不知道是何方神聖。只知道它大概的樣子。我當時的想法是，古代探索者把這種東西也叫做「數」，所以我就取了個名字叫「數」。現在一下子還想不到更好的名字，就姑且沿用舊名字了。「數」也是一種無物質。圖1-2、圖1-3及圖1-4的資料，是我當時記錄下來的，僅供參考。

要讓數鏈能夠快樂運動，請你務必這樣做：只要大腦清醒時，一定要保持微笑。那無數條鏈子，雖然不是金鏈銀鏈，卻是上天及父母給你的寶物。

督脈中的雙數鏈

經絡中也有與眾不同的反英雄。其他經絡都只有一條數鏈，而督脈這傢伙，一根管子卻有兩條數鏈。這兩條數鏈擁有更大的自由度，有同向的運動方向，也有你上我下的運動方向。

督脈為什麼叫督？難道真是總督不成？它敢監督誰？督脈在經絡中的權力究竟有多大呢？

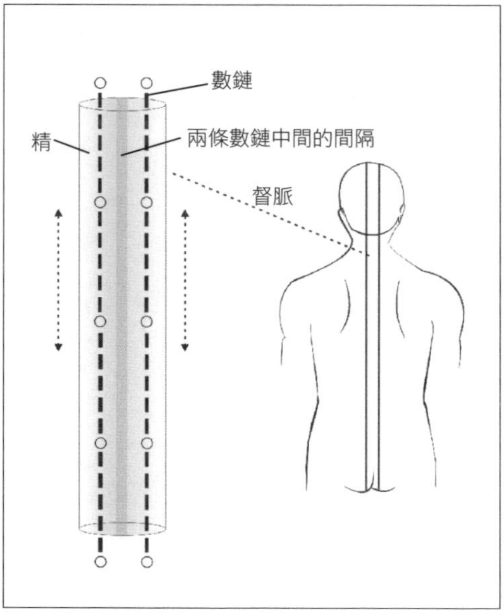

圖1-5 督脈具有雙數鏈，與其他經脈不同。

經絡中的「精」

《黃帝內經》說經絡：「行氣血而營陰陽。」這是經絡的主要功能，即調整、管理及經營人體中的氣血陰陽。大家請看仔細了，這裡所說的，有在內證狀態下才能觀察到的氣、陰陽，以及用眼睛就能看到的血液。這是內外證的合一。經絡的作用是管理，既管理真氣，也管理血液的運行。「血管」自己能管理自己嗎？看看世界上，從動物到人類，如果沒有科學監管，哪個不是監守自盜？

經絡中還存在著一種特殊的東西。這種東西有什麼作用呢？不知道。只知道，古代研究者把它叫作「精」，不是男人精液的精，而是精氣神的那個精。精氣神是人身上的三寶。在經絡中大量存在著精。

筆者曾經觀察過督脈中盛滿了精，呈亮白色膏狀，晶瑩剔透，但是仍然屬於「無」一類物質。這種精，有也是無，無法定義。

經絡的五種武器

所以我們可以看到，經絡至少是由五種東西構成的，第一種是神祕的經絡管道，由「無」物質構成；第二種寶貝是在經絡中運動的數鏈；第三種武器是經絡中的精，古人經常講精氣精氣，精和氣看來是一體的，甚至是同一種東西，都是「無」物質一類的具體物質；第四種武器是真氣；第五種武器是穴位——經絡上的太極器官，下文會進一步探討。當然，經絡裡還有其他的神祕武器。

經絡中的太極器官——穴位

有個針灸師問我：穴位到底是什麼樣子？

當我們探討穴位時，面臨的首要問題仍然是無。經絡和穴位若不是處在特殊的旺相，要觀察它們是比較困難的。有時候會觀察到那條經絡處在一片純白晶瑩的虛無之中，既看不到經絡，也見不到穴位的影子。無，就是穴位的真實狀態。

觀察經絡時經常會發現，十二正經主要是流動本經的真氣。例如肝經會流動墨綠色的真氣，肝經的皮部，旺相時觀察起來，就像一條墨綠色的大河。當整條經絡旺相時，因為被強大的經絡真氣運動所掩蓋，幾乎觀察不到穴位。而在一經開始啟動及結束時，經常會觀察到穴位的運動。

穴位的樣子

從人體表面來觀察，穴位的表面是個氣態的圓形東西，類似下水道的圓形人孔蓋，旋轉運動加快時，或者真氣旺相時，會鼓起成一個球體。至於穴位本身，應當是個由「無」物質構成的圓球體。這裡要注意的是，無物質的東西，形態靈活，會有極複雜的變化，穴位也不例外（參見上冊卷九「太極器官」的插圖）。

穴位開口

穴位有一個或多個穴位口。有的穴位只有一個穴位口，有的穴位有二個穴位口，有的穴位還有三個或四個穴位口，甚至更多的穴位口。這些穴位口，連結的是多種不同的經絡、人體的五臟六腑。這些複雜的穴位口，好像精密複雜的氣道、油道、水管的自動化閥門、開關。

穴位是宇宙大自然在人體中隱藏的井，類似導彈發射井，摸得著，但肉眼看不到。

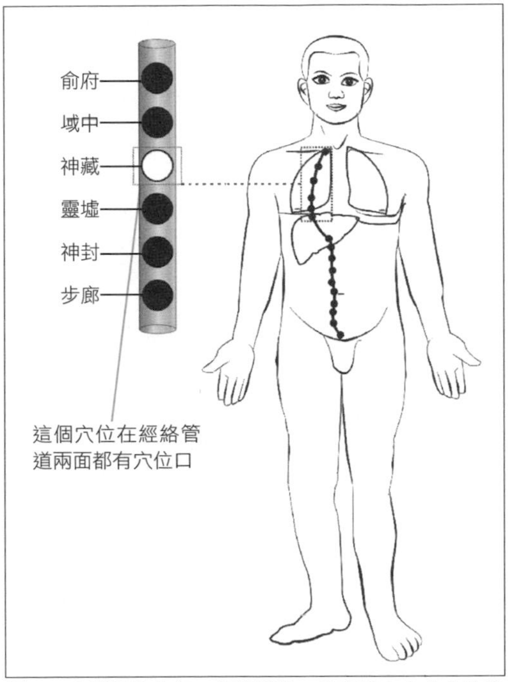

圖1-6 人體經絡有如一條條隧道，分布著大大小小的穴位，每個穴位都有開口。

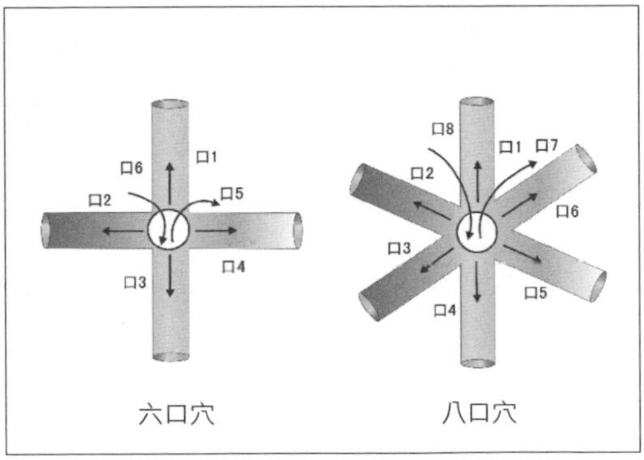

圖1-7 多口穴位：有些穴位有多個開口（穴位口）。

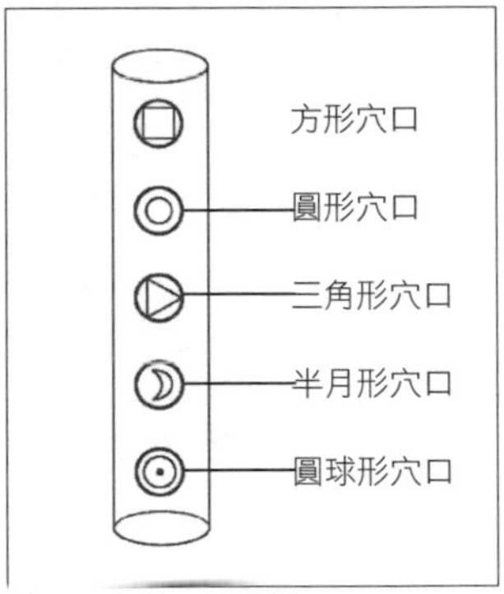

圖1-8 穴位口的形狀。

根據其他研究者的探索，在人體皮膚表面的穴位口有多種形狀，一般有新月形、菱形、三角形、圓形、梅花形、方形等。穴位口形體各異，可能意味著各自處理的真氣及信息不同，輸出的數鏈結構也不同。

對穴位口表面的形狀，我們還需要打很多問號：為什麼會這樣？是一穴一形狀，還是一穴多形狀？各種形狀的穴位口有什麼功用？

穴位中的真氣

穴位最突出的特點，是穴位中流動著真氣。這種真氣運動是旋轉性的，有順時針和逆時針兩個方向，甚至於有多個不同的運動方向。

有些較大的穴位，在運動中，真氣會結成一個圓球。不知什麼原因，穴位的真

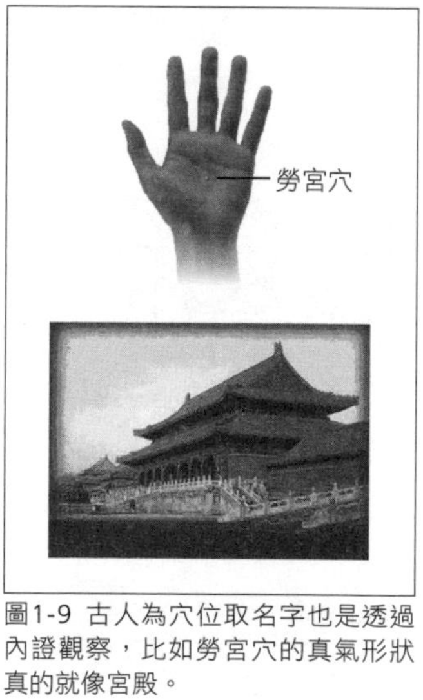

圖1-9 古人為穴位取名字也是透過內證觀察，比如勞宮穴的真氣形狀真的就像宮殿。

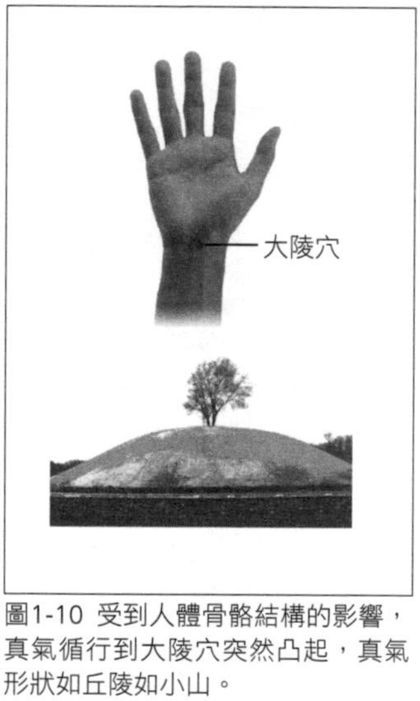

圖1-10 受到人體骨骼結構的影響，真氣循行到大陵穴突然凸起，真氣形狀如丘陵如小山。

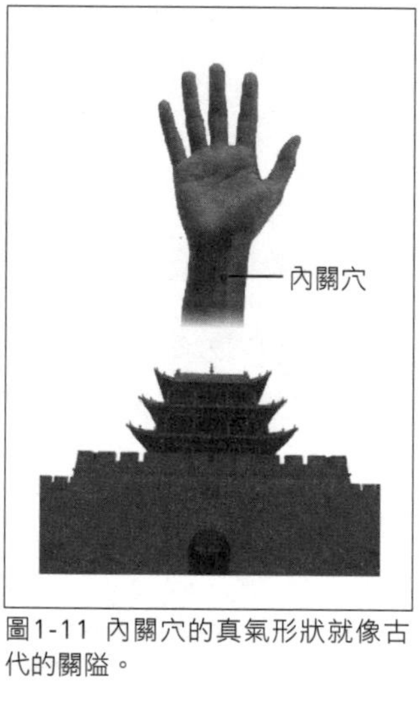

圖1-11 內關穴的真氣形狀就像古代的關隘。

氣圓球會形成自己的暈帶，或者稱之為「真氣的軸」。有些穴位有一條軸，有些有兩條軸，筆者還曾觀察到有四到八條軸的穴位。例如手上的勞宮穴、腳上的湧泉穴，都能夠進行陰陽衍生，一生二，二生三，三生八等。穴位的這種衍生現象，可參考卷十三「手厥陰心包經」。

穴位的真氣是有顏色的，還會發光。常見的有紅色、黃色、藍色等，例如湧泉穴的真氣為黑色。

真氣流動還有特殊的模樣，古人為穴位取名字都其來有自。比如湧泉穴在旺相時，有時會觀察到真氣湧動就像泉水湧出地面的樣子；勞宮穴的真氣形狀像宮殿建築（圖1-9）；大陵穴，由於受到人體骨骼結構的影響，真氣到此突然凸起，真氣形狀如丘陵如小山（圖1-10）；內關穴和外關穴，真氣就像古代的關隘（圖1-11）。

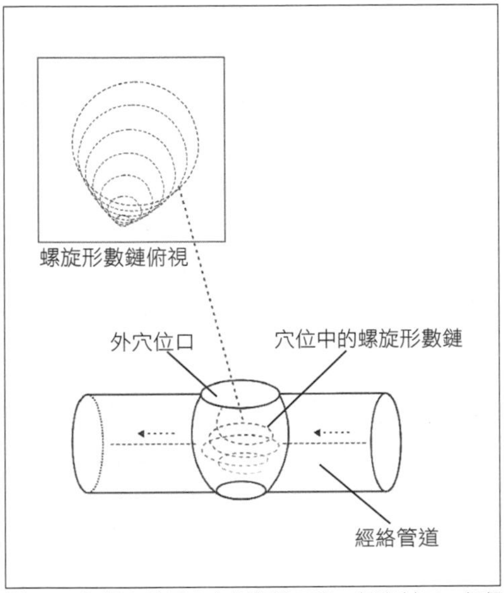

圖1-12　每個穴位至少有兩個接口和一個發射口。每個穴位中約可容納至少200個數節，每個數節通過穴位的時間約為40秒。

穴位中的數鏈及陰陽結構

經絡管道和穴位中的數鏈是連結為一的。圖1-12是筆者在很早以前觀察到的，這是穴位中數鏈的樣子。這種形狀的數鏈到底有何作用，目前尚不清楚。此外，我還觀察到合谷穴產藥的現象（圖1-13）。合谷穴是大腸經的原穴。

經絡和穴位的關係

經絡管道，是真氣、精、數鏈等流轉運輸的通道。穴位，是這條管道上的開關、樞紐、機關。穴位溝通著經絡與臟腑、經絡與經絡、人體與星宿、人體與五運六氣等內外關係。所以，把穴位叫內政部、外交部，都沒有錯。穴位是人體經絡小小的信息管理中心。

通常一個經絡旺相開始時，總是由一個到數個穴位先行旺相，這些穴位可能是由膽經、星宿等發射真氣啟動的，也可能是由相關經絡上的穴位投射真氣旺相運動的。透過旺相一條經絡上的一個或數個穴位，再經由這些穴位的旋轉、運動，最後旋轉啟動整條經絡中的真氣，促使這些真氣運動，然後使全經絡旺相。最後再啟動經絡所屬的臟腑，使該經絡歸屬的臟腑也旺相。

也有另一種情況，就是一條經絡所歸屬的臟腑先旺相，然後啟動這個經絡上的穴位或整個經絡旺相。並不是絕對死守一法。

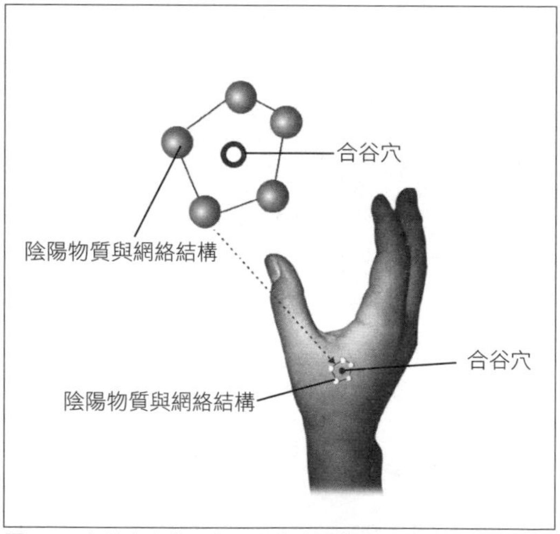

圖1-13 合谷穴產藥：有明顯的陰陽物質及網絡結構。

我的觀察筆記

胃經和足三里穴的旺相情況

觀察時間：二〇〇七年十月二十日七時二十分至九時

這是在胃經旺相時，筆者在內證狀態下所觀察到的情況。

1 胃腑已經旺相，主要集中在胃部。隨著時間發展，胃腑眞氣開始膨脹，胃中眞氣運動的空間，比胃大三倍。然後發展到大五倍。胃中有太極器官在運動。

2 胃的旺相，促使足三里穴旺相。觀察到足三里穴，好比一個眞氣構成的盤子中有一個圓形的餅在運動（見圖1）。

3 胃腑和胃經眞氣極度膨脹，整個人體小宇宙充滿了胃的陽明眞氣，同時也被陽明眞氣包圍，如同一個小小胎兒。

4 這時足三里穴開始噴射陽明眞氣。開始時，所噴的眞氣約三同身寸高❹，和人體的角度呈二十八度左右（見圖2）。然後，足三里的眞氣噴到極遠處。

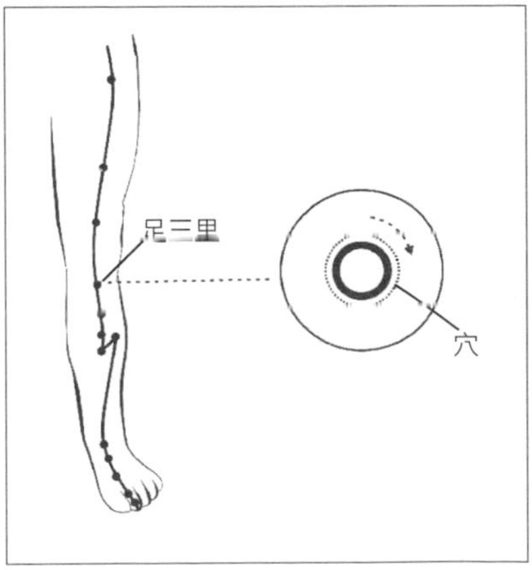

圖1 足三里穴旺相。

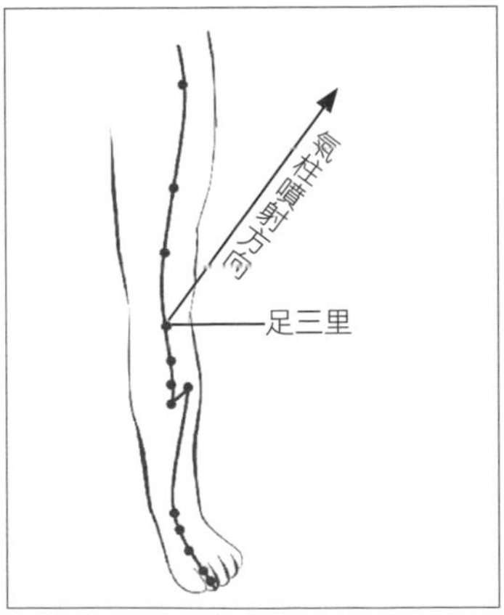

圖2 從足三里穴噴射出的真氣與人體約呈28度。

5

足三里穴噴射眞氣的角度變成垂直，和人體成九十度角（見圖3）。此時，胃中眞氣沸騰，極細極長，噴射高度近一公尺。

6

觀察到左右兩條胃經全部旺相，經絡中的精氣爲土黃色，發出黃光。

7

從足三里穴噴射出的眞氣力道減弱，角度變小了（見圖4）。

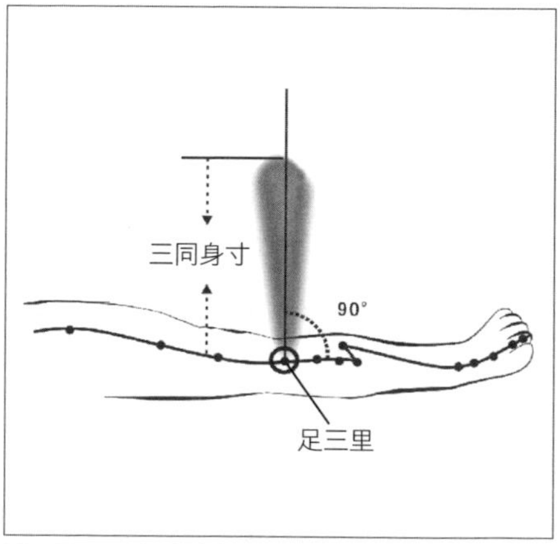

圖3 足三里穴噴射真氣的角度變成垂直，和人體成九十度角。

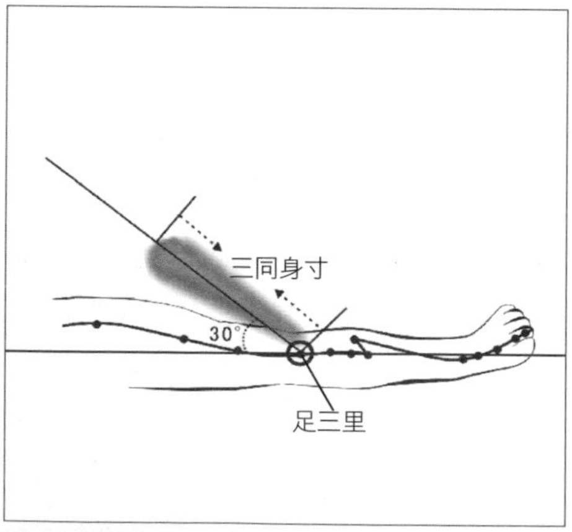

圖4 真氣力道減弱，角度變小。

8

觀察到左腳後跟處出現一組穴，不知穴名。這組穴的最外圍有四個穴，逆時針運動（見圖5）。

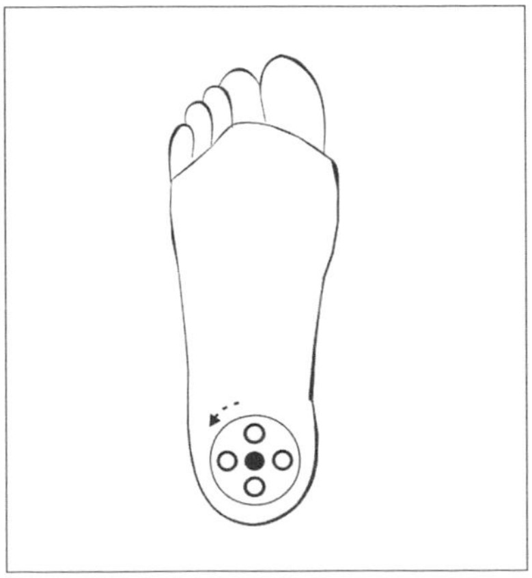

圖5 左腳後跟出現一組不知名的穴，外圍四個穴做逆時針旋轉。

注釋

❶ 一九六〇年代，北韓科學家金鳳漢宣稱找到了經絡，這個發現轟動全球醫學界，也引發了各國對經絡研究的興趣。但接下來幾年，由於北韓始終拿不出具體證據，最後金鳳漢在各方輿論的壓迫下跳樓自殺。這件事使得許多人放棄了經絡研究，更有人根本就否定了經絡的存在。

❷ 中國著名經絡學家，江蘇吳縣人，生於一九二三年，第一位以科學證實經絡存在的中醫。

❸ 李梴是明嘉靖至萬曆年間人，早年因病習醫，有豐富的臨床經驗，著有《醫學入門》八卷。

❹ 同身寸是針灸專有名詞，意思是同一個人身上的單位比例尺寸。臨床上會取患者體表的某些部位折定分寸，作為量取穴位的長度單位。這個「同身寸」的定位法，會隨著每個人不同的高矮、胖瘦、長短，來確定針灸取穴的長度標準。

【卷二】◆ 手少陽三焦經觀察

三焦經是中醫爭論很熱鬧的一條經絡。關於三焦的爭論，主要集中在以下三點：其一，有沒有三焦這條經，它是什麼樣子？其二，三焦經在哪？三焦應當怎麼劃分？其三，三焦經有哪些功能？

在對三焦經進行內證觀察之前，筆者只是透過書本上關於三焦經及其穴位的文字，知道三焦經絡和穴位是確實存在的。對於三焦經的具體內容，雖然看過一些記載文字，但仍不明白。後來筆者在一次兩個多小時對三焦經完整的觀察結束後，在日記上寫下了三焦運動讓人「目瞪口呆」四個字，也可說是匪夷所思。讓人訝異的是，中醫經典對三焦經的描寫是如此精確。只是時間相隔太久，如果沒有透過內證的觀察探索，現在的人們要理解三焦經及中醫經典內容，恐怕不是那麼容易。

因為限於一人一時的觀察，往往無法顧及全部細節。下文只就有限的幾次觀察，談談我個人對三焦經的理解。

為什麼叫手少陽三焦經？

關於三焦的「焦」字，學者們的論述已經不少了。從內證觀察來看，其實三焦的「焦」字表達的意思很簡單，焦，意思就是焦黃，裡面沒有什麼神祕的事。舉個日常生活中最常見的例子，過去中國人烙燒餅、烤饅頭，現在還有烤麵包，不論是西方的烤麵包，或是中國人傳統的烤饅頭、烙燒餅，最終全是烤到焦脆、金黃，香氣撲鼻，吃時焦脆地一咬就掉渣渣，吃到嘴裡暖洋洋的，還冒著熱氣。這就是三焦的「焦」字，在內證觀察到的真實含意。

手少陽三焦經的旺相，就表面來說，有主要的三個特點：其一是金黃色，這是手少陽三焦經的基色和主色。為什麼？太陽之氣是亮金色，陽明之氣稍次之，是金黃色，少陽之氣為淡金黃色，有點像烤黃的饅頭和麵包，也像金手飾的色彩。據觀察，在每天亥時（晚上九時到十一時），三焦經會運動整個三焦達五遍之多，就是從頭到下焦、下肢這樣輪番運動，一遍又一遍（見圖2-1）。這樣往復運動的原因何在？就是為了用焦黃的少陽之氣把人體各個部分和經絡穴位全部淨化一遍，讓每個部位都沉浸在手少陽三焦經的金黃色真氣之中。要讓整個人體在少陽之氣中，焦黃、熟透、酥鬆。從這個角度來看，手少陽三焦經是整個人體的清潔工。最後要讓人體變成一個金黃的世界。

第二個特點，是整個人體全部參與氣化。你想想，把一個大活人像在烤箱中烤點心一樣，分上、中、下三個部分，分表和內多個層次，用真氣反覆烤五遍，長達二個小時，烤到外面焦黃，裡面熱軟。這對生命來講，是一天中的一次清潔，少陽之氣在扶正驅邪。不論是西醫解剖的肉體，還是中醫講的所有經絡穴位，五臟六腑全進來運動一番，這是一場生命運動的盛宴，是人體中的奧運，各路諸侯全來參與。在中醫，這稱為人體的全面氣化，無微不至的氣化。饅頭烤熱了會冒氣，人也一樣。正常的手少陽三焦經運動完之後，人體中會充滿陽氣，而出現脹脹的、滿溢的那種感覺。氣化之後，人體中的真氣多了，所以三焦經的運動是給人體充正氣的。

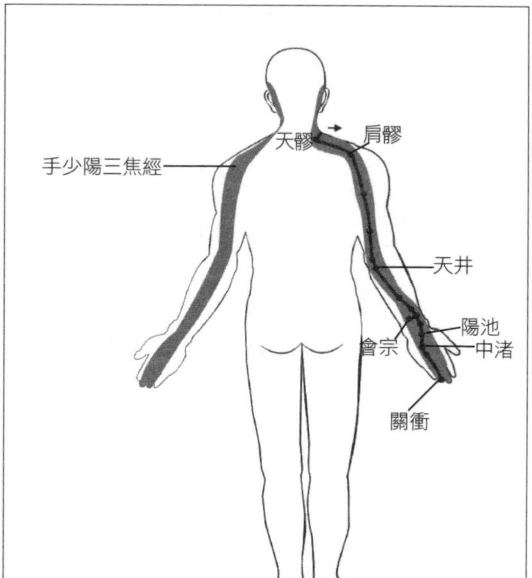

圖2-1 三焦經及皮部（經絡活動反映於體表的部位）。

第三個特點，是溫暖。烤焦的饅頭當然溫暖極了，整個人體焦透了，舒適極了。在這種狀態下睡覺休息，感覺如何？

關於三焦的劃分

三焦是人體十二正經、奇經八脈大一統的運動，所以肯定是以整個人體作為三焦，包括大腦及四肢。

三焦經旺相時，從人體頭部到腳部，會在兩個小時中分五輪進行三焦經運動，而三焦的每一遍運動，有的會包括大腦和下肢，有的則不包括，只在中三焦範圍。因此綜合來看，古代中醫經典和醫家對於三焦區域的劃分，完全是正確的，都有其客觀依據。根據筆者數次的觀察，三焦經運動一定會反覆好多遍，每一遍所運動的身體部位是有區別的。

所以，可把三焦分為大三焦和小三焦來看。大三焦是指整個人體在三焦旺相時，在少陽之

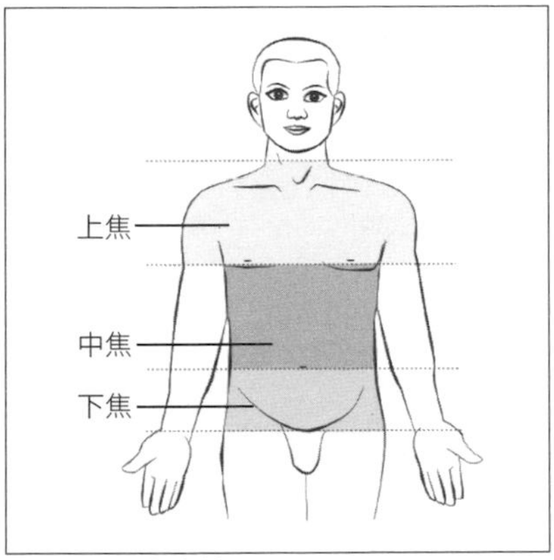

圖2-2 小三焦的劃分。

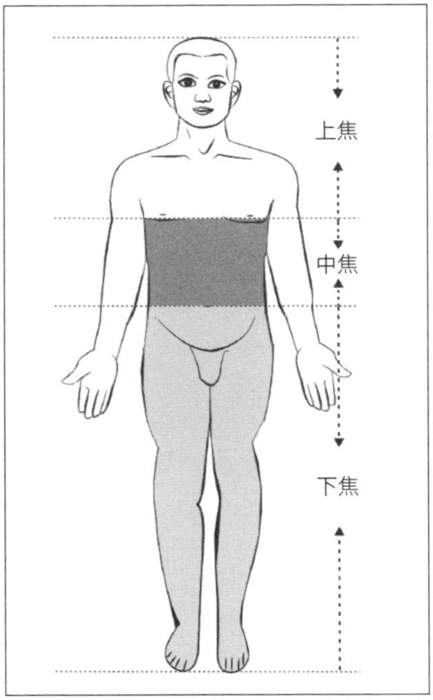

圖2-3 大三焦涵蓋了整個人體，也包括大腦及四肢。

氣主導下的運動；而小三焦，是指不包括大腦及下肢的中三焦運動。至於大三焦和小三焦的選擇，可能是人體經絡根據生命運動需要的決策。

過去把小三焦分為三部分：上焦、中焦、下焦。上焦心肺，中焦脾胃、肝膽，下焦腎、膀胱、大小腸。

另外，中焦的運動，以胃和胰腺為主。肝膽從位置上來講，宜劃入中焦。但肝膽有時是下焦運動的啟動者，從這方面來講，有時又可歸入下焦。

三焦的有名無形與歸屬性質

《難經．二十五難》和《千金要方．三焦脈論》關於三焦有名無形的講法❶，並沒有錯。在我們這個三維世界，肯定是觀察不到三焦形體的。古代人的觀察，和我們現在的觀察，不會有很大差異，只是我們和古代先師看問題的出發點不一樣。因為三焦除了其經絡之外，主要的運動空間是整個人體，而在其中發揮一些作用的胰腺和五臟六腑相較，又比較弱小，因此古代先師把三焦歸入有名無形是有道理的。

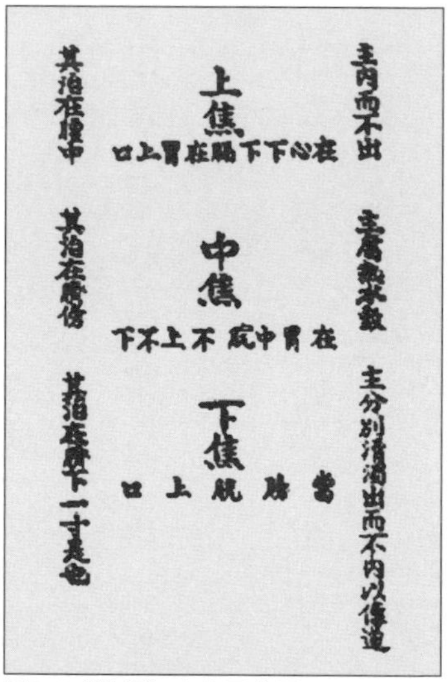
主內而不出
在心下下膈在胃上口
上焦
其治在膻中
主腐熟水穀
在胃中脘不上不下
中焦
其治在臍傍
主分別清濁出而不內以傳道
當膀胱上口
下焦
其治在臍下一寸是也

圖2-4《難經》中的三焦圖。

三焦屬土，與脾土等人體中的各路諸侯一起協同工作。三焦之所以屬土有三個原因．其一，三焦的顏色是黃色；其二，在三焦運動中，脾胃的參與度較重；其三，七政中的土星參與了三焦運動。土星之氣和三焦之氣基本上是一個顏色，不過更偏土色一些。

三焦與胰腺

胰腺是三焦最重要的部分。中國古代的先賢們絕對不是沒有觀察到胰腺，我們現在能看到的，古代的先人也早就知道了。請大家看以下的資料。

中國科學院自然科學史研究所廖育群先生的著作《古脈法的故事》，書中就提到了周潛川先生關於胰腺的觀點：

丹家以六腑之中無三焦而有胰臟，而手少陽經應爲胰經，而丹家在裡支表裡相配上，以脾與胰爲表裡，而醫家所謂之三焦不過是五臟六腑上貫於氣血榮衛之用相，即所謂上焦如霧、中焦如漚、下焦如瀆是也。經云：「三焦有名而無形」，故不可以三焦爲腑，醫家之手少陽三焦經絡即出自胰臟，非得定功不知此也，證之臨床亦可印證丹家之説，估計爲必然可能之事。蓋眞理不可抹煞也。今日醫家捨胰經不論，是醫不如屠夫也。正因脾胰爲表裡，故太陰脉之上端亦候胰也。

在手少陽三焦經的運動中，胰腺確實扮演著極重要的角色。其一，胰腺是手少陽三焦經運動的最早啟動者，且胰腺又經常直接受到膽經的影響。二十八星宿一開始也是從啟動胰腺來啟動三焦經的。

其二，在三焦經的運動過程中，胰腺多次單獨運動，還與胃同時產藥二次，產生黑洞吸入白氣一次，與昴宿真氣相接一次。雖然三焦經體積很小，但人小志氣大，作用十分重要。產藥，只有重要的臟腑才具有此功能，如五臟六腑。胰腺能產藥，說明胰腺和五臟六腑的功能水準相當。

那麼，為何古代先賢不把三焦經稱為手少陽胰腺經呢？因為三焦運動是以三焦為中心進行，胰腺為輔。其次，在三焦運動中，整個人體和五臟六腑全部參與進來，發揮著如同它們在本經運動中同樣的作用，和這五臟六腑比較起來，胰腺確實太小了。真正唱主角的是三焦，因此以三焦為名。隱藏在背後的無名英雄，當然是胰腺。所以胰腺應當歸入三焦經。

胰腺器官上主要有四個穴位，這裡暫用數字命名。胰腺最細的一頭有個穴位，稱為「胰腺穴三」，中間稍靠細頭處也有個穴位，稱為「胰腺穴二」。在胰腺最粗的那頭有個較大的空間，這裡也有一個穴位，稱為「胰腺穴一」。最後一個穴位就在胰腺通往小腸的接口處，如脾之大包穴，暫時就稱為「胰腺大輪穴」吧。

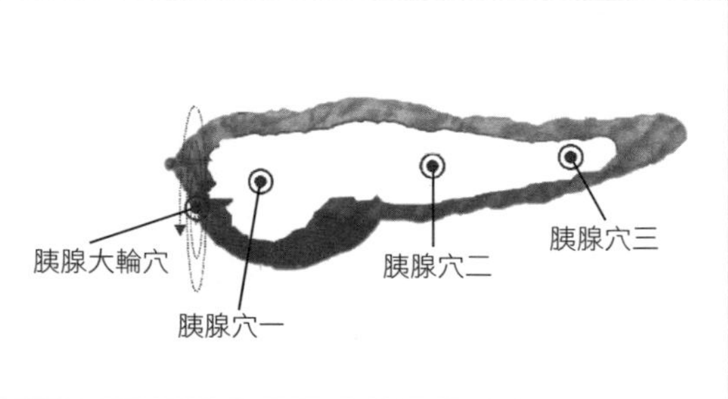

圖2-5 胰腺在三焦運動中扮演著重要角色，圖為胰腺的四個穴位。

三焦經的功能

一般多以蒸化元氣、通調水道、運化水穀等來分析三焦的功能，這樣講很準確。三焦運動最突出的一點，就是在一天的最後、新一天的開始前，對人體所有十二經絡、五臟六腑進行全面性的調理和清潔，在人體遍布少陽之真氣，讓整個人體恢復到最佳狀態。所以，整體、全面性的調整，是三焦最突出的功能。其他十一經基本上是以個人英雄主義的形象運動的，而三焦則是以統一、集合、整體的結構進行運動的。

其他十一經的運動，大都是簡單運動，或在臟腑旋轉運氣，或度經傳氣。而三焦經則是將人體劃分為三層，上下運動、左右運動、分塊運動、中間運動等，其運動方式就是要把整個人體搞定。《中藏經》❷所講的三焦功能，比較細緻，《中藏經·論三焦虛實寒熱生死逆順脈證之法》云：

三焦者，人之三元之氣也，號曰中清之府，總領五臟六腑、營衛、經絡、內外、左右、上下之氣也。三焦通，則內外、左右、上下皆通也，其於周身灌體，和內調外，營左養右，導上宣下，莫大於此也。

手少陽三焦經觀察——三焦與胰腺

以下是筆者於二〇〇七年五月到十一月，先後五次觀察三焦經的綜合所得記錄：

第一遍三焦經運動順序

奎宿光射胰腺↓胰腺眾穴旺相↓左太陽穴進氣↓百會穴啟動↓奎宿大藥輸送↓左太陽穴再進氣↓膻中穴啟動↓奎宿送藥↓雙宿送陰陽物質↓胃和胰腺產藥↓三焦火熾

第二遍三焦經運動順序

奎宿和胃宿啟動太陽穴和百會穴↓奎宿和胃宿傳經↓傳經模式一↓再傳經↓傳經模式二↓傳經接口圖↓中焦產藥↓下焦運動↓人體右側旺相↓上焦通道旺相暢通↓左太陽穴進氣

第三遍三焦經運動順序

昴宿傳經↓昴宿傳陰陽↓上焦旺相↓中焦旺相↓下焦旺相↓三焦通道旺相暢通↓胰腺旺相↓水星照胰腺

第四遍三焦經運動順序

太陽穴和百會穴進氣↓上焦震盪↓中焦震盪↓下焦震盪↓大三焦旺相

第五遍三焦經運動順序

三宿射胰腺↓胰腺旺相↓胰腺黑洞↓胰腺和昴宿接氣↓三星照三焦↓上焦貫氣↓中焦貫氣↓下焦貫氣↓寂滅

我的觀察筆記

三焦經運動

觀察時間：二〇〇七年十月二十四日二十時二十分至二十一時

這是筆者前後五次專門觀察三焦經中最重要的一次記錄，其中值得注意的是，整個三焦經在這次完整的二個小時運動中，前後共進行了五次（五遍）整體性的運動。為了方便讀者理解，我把觀察全程分成前後兩個時段：觀察一（二十一時至二十二時），及觀察二（二十二時至二十三時）。

1

◎觀察一：（二十一時至二十二時）

一、啟動：

天晴，月明。天空有二十八星宿，時當西方七宿值班。西方七宿中最強的星宿是奎宿和昴宿。西方七宿的奎宿主星輕柔地照著胰腺（見圖1）。胰腺觀察起來，就像半剝皮的玉米條。因爲我才剛吃過飯，它的位置較平常稍有變化，主要是方向角度變了一點。

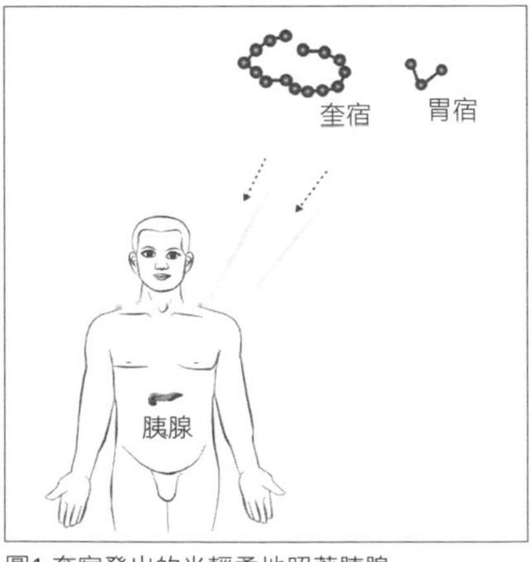

圖1 奎宿發出的光輕柔地照著胰腺。

2

奎宿的光同時也輕輕地偏照著脾臟的大包穴，但觀察大包穴並無明顯變化。

3

人體中所進的眞氣比太陽氣弱，比其他氣明亮，顏色略黃，並有不明顯的黑氣。此黑氣是胃宿之氣。這種現象可以視之爲傳氣，人體時時刻刻都在發生。

4

在奎宿等西方七宿照耀和傳授光氣後，胰腺旺相。上文提到胰腺有三穴一輪，其中的「胰腺大輪穴」是個氣穴，在旺相時有眞氣旋轉，其他三個穴位也都在旋轉。

5

奎宿和胃宿照射人體，由人體的左太陽穴進氣，輕微。這一段，大約用了十分鐘（見圖2）。從整個三焦運動來看，三焦經的啓動已經完成。啓動主要是讓一經的臟器旺相，用的方法是傳氣。旺相的表現是穴位旋轉，臟器氣運盛大而旋轉。

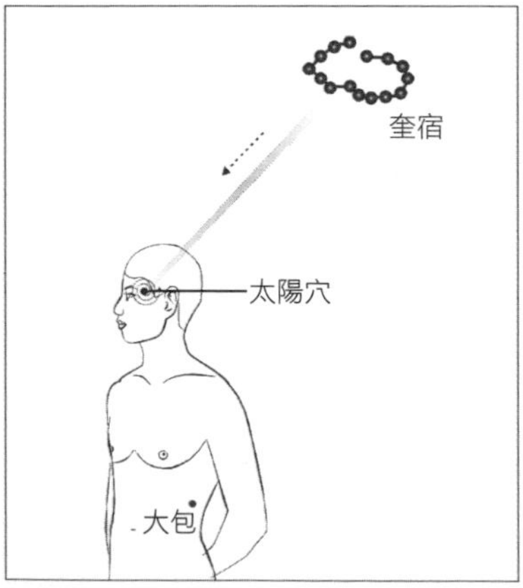

圖2 奎宿照射人體，從左太陽穴進氣。

二、第一遍三焦運動：

在奎宿光照下，頭頂的百會穴輕微啓動（見圖3）。

接著，透過大腦及腎的氣道，奎宿傳送陰陽物質給腎。此陰陽物質是除肝臟以外，我所觀察到的直徑最大的陰陽物質，直徑約一．二公分。此外，我特別觀察了一下大腦和腎的氣道路線，從百會穴直下，經右乳內側一邊下行過肝，約從膽右邊下行，至恥骨右邊注入隱沒（見圖4）。這個奎宿透過大腦爲腎臟注入陰陽物質的過程，時間較長，大約維持十到十五分鐘。這種陰陽物質，我猜想是星宿傳輸給人類的藥吧。

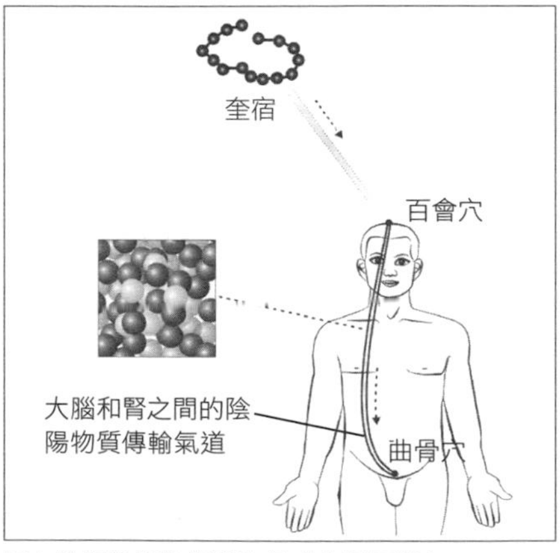

圖4 陰陽物質的傳送路徑（右側氣道）。

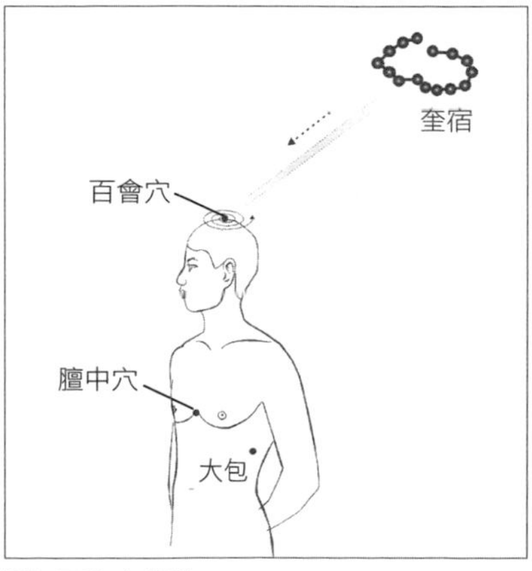

圖3 百會穴啟動。

3

在奎宿光的照射下，左太陽穴進氣。然後，膻中穴輕微啓動（見圖5）。

4

有陰陽物質送進腎臟系統。路徑是從胃下，經臍左一掌之遠的部位，下行至恥骨左邊隱沒（見圖6）。

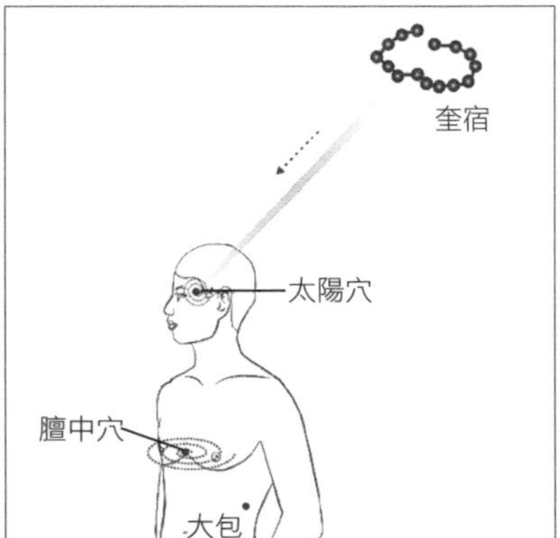

圖5 從左太陽穴進氣，接著膻中穴啟動。

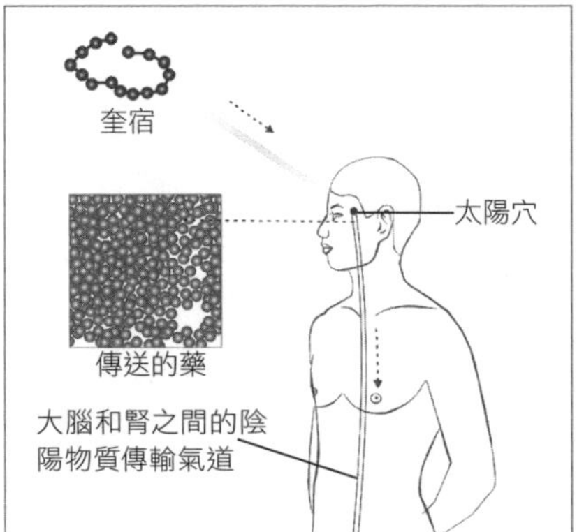

圖6 陰陽物質的傳送路徑（左側氣道）。

5

身體內形成左右氣道，同時爲腎經輸送陰陽五行物質（見圖7）。這次輸送時間約持續五分鐘。

6

胃及胰腺同時產藥。奎宿和胃宿下照胃，氣黑。胃腑氣旺相，鼓起如古代的大鼎，雲氣蒸騰，有火有煙。胰腺也冒煙，胃和胰腺同時旺相產藥，還未及細細觀察，藥已經送到腎臟系統。所產的藥主要是一種長圓柱狀的藥物，經左邊氣道送入腎臟系統（見圖8）。此時，人體下丹田有很多藥，整齊有序如小木椿子豎成一排排，緊挨成一片。根據經驗，這種長圓柱狀的藥物，可能是由微小的米粒狀小藥物構成的。

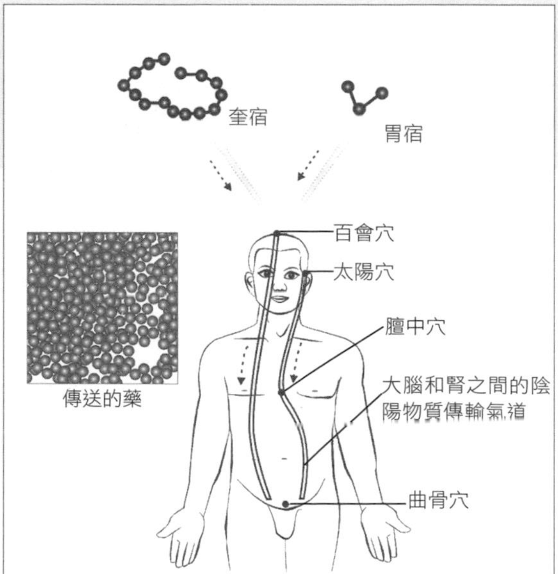

圖7 體內形成左右氣道，以便輸送陰陽物質。

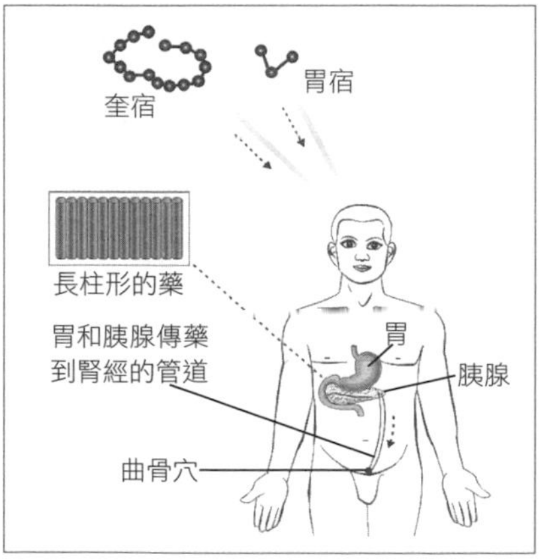

圖8 胃和胰腺同時旺相產藥，並傳送到腎臟系統。

17

下焦透明，鼓起，看起來就像上面有一個透明的鍋蓋，下面如火如熾，爐子在燒（見圖9）。底下爲黃火。此時第一遍三焦運動結束。

三、第二遍三焦運動：

奎宿及胃宿的氣從百會穴及左太陽穴進入，心臟先啓動，旺相（見圖10）。

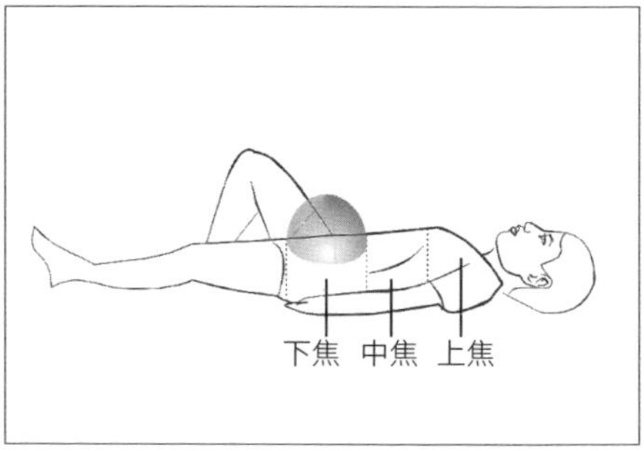

圖9 下焦火熾。

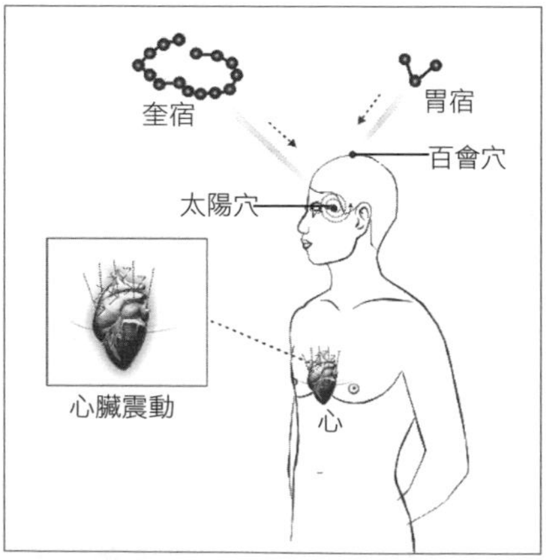

圖10 奎宿及胃宿的氣從百會穴及左太陽穴進入，心臟旺相。

2

中焦產藥：接下來是中焦的胃和胰腺受到奎宿和胃宿的傳氣影響，氣化產藥（見圖11）。這次所產的藥數量較少也較弱。胃宿的精氣是黑色的。

3

下焦產藥：受到奎宿和胃宿輸氣的作用，下焦產藥。因爲記錄不詳細，略而不述。

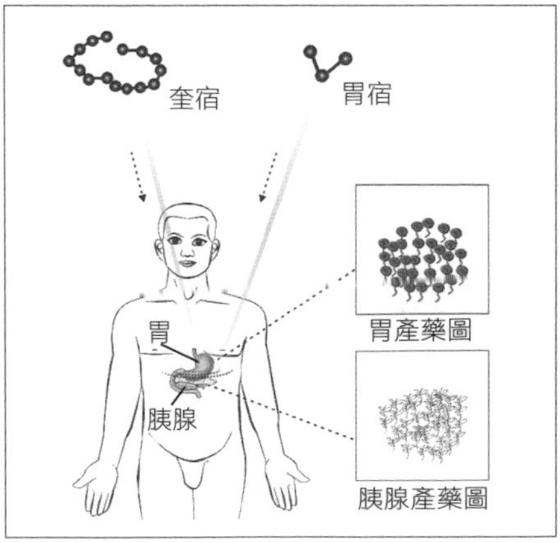

圖11 中焦產藥。

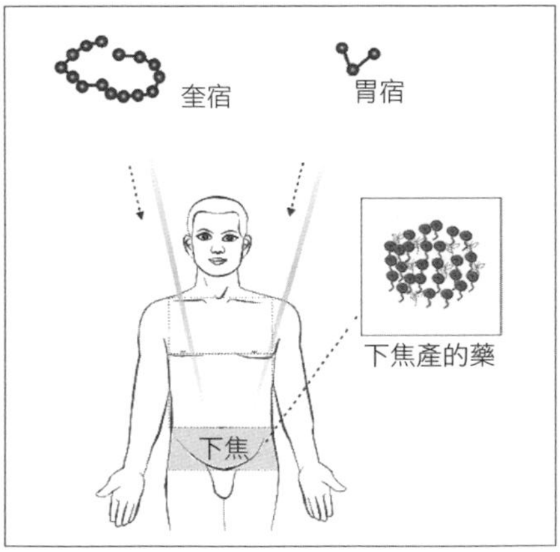

圖12 下焦產藥。

傳經模式

奎宿和胃宿傳輸給人體經絡的是一種特殊的陰物質，這種陰物質與前面的傳氣截然不同，這是直接傳給經絡的，因此我稱為傳經。傳經也不同於上面提到的傳藥，因為傳藥主要是傳到臟腑。

奎宿和胃宿透過大腦，傳輸陰物質到人體全身的各經絡（見圖13）。這種傳輸的速度極快。這裡用了一張古代的經絡圖來表達這種意思，因為這張古代的經絡圖更接近筆者所觀察到的現象。

依據筆者在內證狀態下實際觀察到的結果，可以總結出以下兩個傳經模式（見表1及表2）。第二種模式，是大腦直接傳陰物質給全身所有的臟腑和經絡，奎宿之氣先是啟動人體大腦的九宮，經由九宮傳輸給各經絡，主要是傳給五臟六腑、十二正經、奇經八脈。過程很精密，速度非常快。傳輸時，人體的經絡有多個接口（見圖14）。

表1：第一種傳經模式

【傳經模式一】

奎宿與胃宿傳經
↓
百會穴
↓
心臟
↓
大腦九宮
↓
十二正經和奇經八脈

表2：第二種傳經模式

【傳經模式二】

奎宿與胃宿傳經
↓
百會穴
↓
大腦九宮
↓
十二正經和奇經八脈

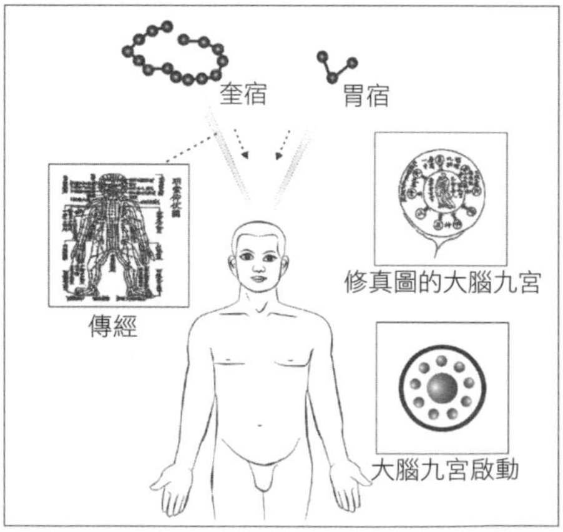

圖13 傳經圖。

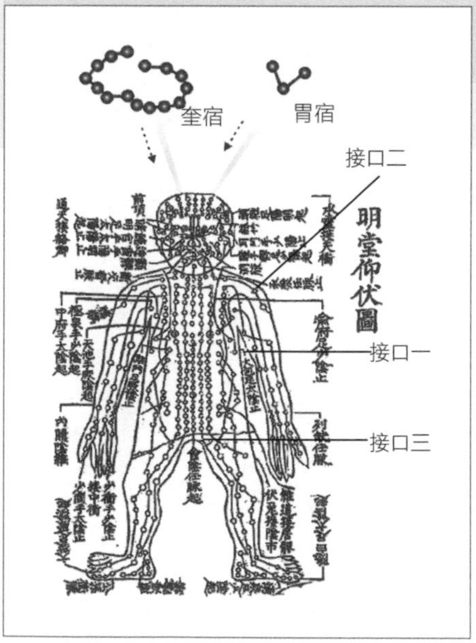

圖14 傳經時，人體經絡出現多個接口。

1

◎觀察二一：（二十二時至二十三時）

仍在第二遍三焦運動階段，此時三焦經旺相。奎宿和胃宿照射人體，人體右太陽穴進氣，右邊膽、肝旺相，直到腳。奎宿的陽明之氣和胃的黑氣輪番進入，整個人體右側的體內混成微黃之氣。右太陽穴的開關劇烈進氣，有震動，人體右側旺相。時間持續較長，約有十分鐘。右大包穴也旺相。

2

膽受氣，旺相，旋轉。然後分兩路傳氣給胰腺，一路從上傳氣，另一路下行，成一弧線上入胰腺。兩條氣路約成一橢圓形，在胰腺另一頭入胰腺（見圖16）。

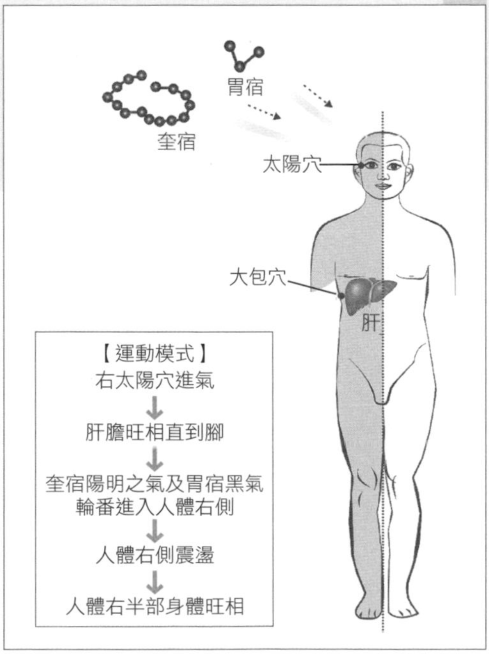

圖15 人體右側旺相。

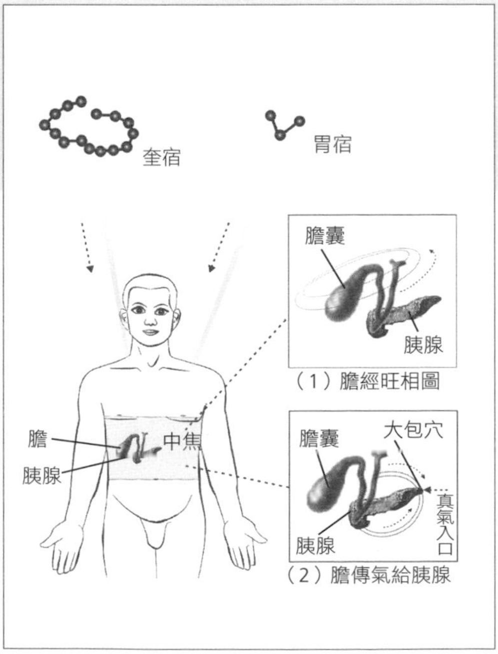

圖16 膽受氣後旺相，然後分兩路傳氣給胰腺。

左太陽穴旺相。進氣，先進奎宿陽明之氣，後進胃宿黑氣，反覆數次，進氣較多（見圖17）。

四、第三遍三焦運動

昴宿傳經：大腦百會穴啓動，昴宿傳經、傳陰陽物質，經大腦百會穴傳入人體，送與各經（見圖18）。這次傳的全是陽氣，顏色爲黃色。昴宿本屬太陽之氣，但因時間變化，傳入人體後變成了少陽之氣。這種傳輸時間短，速度快。

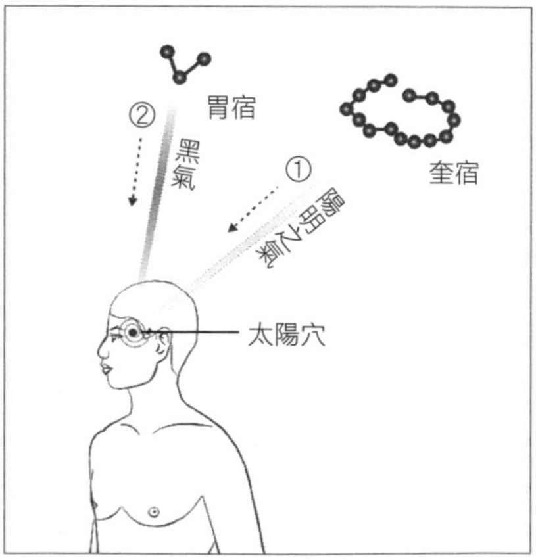

圖17 左太陽穴進氣，旺相。

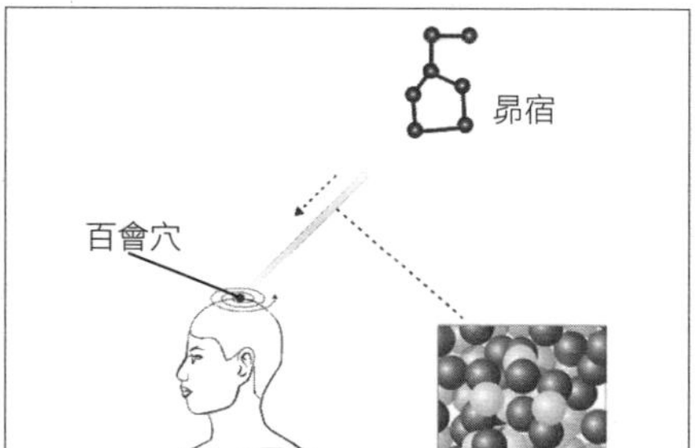

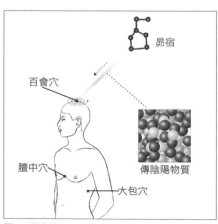

圖18 昴宿傳經：經大腦百會穴傳入人體。

2

體內陽氣充溢。此時，上焦心臟黃色，旺相。中焦旺相，下焦旺相。整個過程比較複雜（見圖19），先是大上焦旺相，震盪、亮黃、通透、溫暖。時間持續不長，但過程簡潔、清晰。

3

大上焦旺相消失，上焦最中間在任脈位置，有一道金氣貫通（見圖20），但是寬度及深度都勝過任脈。此時身體感覺舒暢極了。

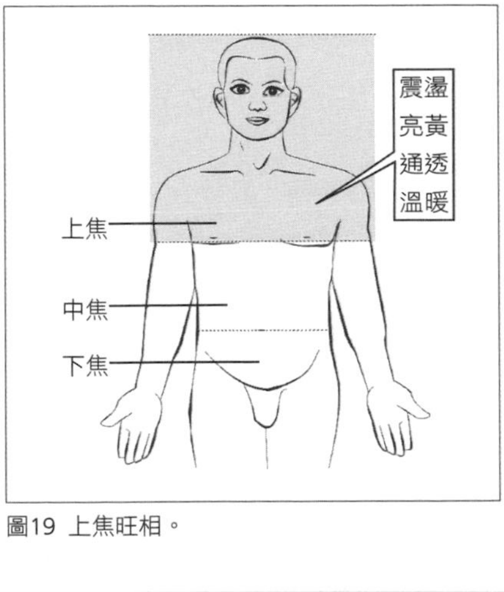

圖19 上焦旺相。

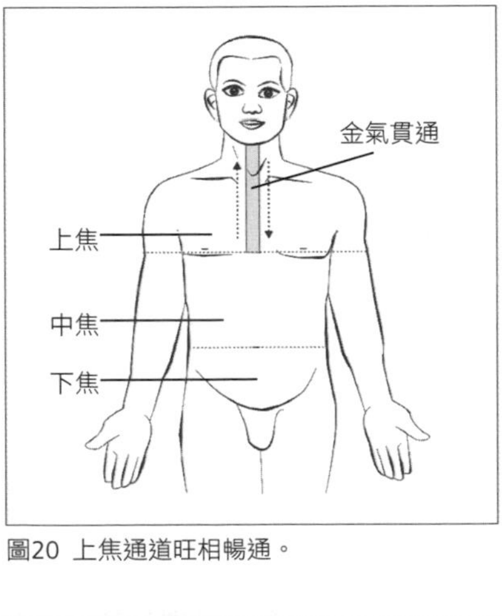

圖20 上焦通道旺相暢通。

4

緊接著，輪到中焦旺相，此部位震盪、亮黃、通透、溫暖（見圖21）。

5

中焦旺相「唰」一地消失，在中焦最中間的任脈位置，一道金氣和大上焦原有的那道金氣貫通（見圖22）。

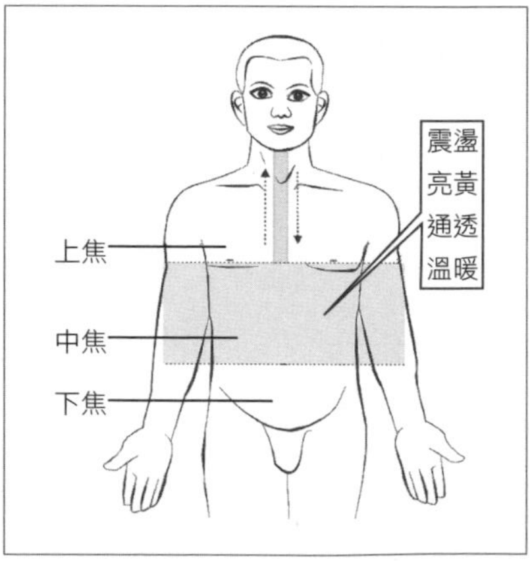

圖21 中焦旺相。

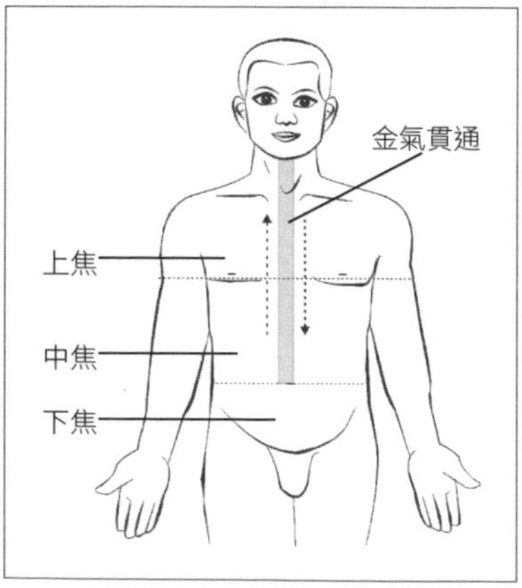

圖22 中焦通道旺相暢通。

6

接下來，輪到下焦旺相，此部位震盪、亮黃、通透、溫暖（見圖23）。時間不長，太美了。

7

下焦旺相結束，整個三焦中間的那道金氣貫通，能清楚感覺到少陽的金黃色眞氣在這個旺相帶中間像牛奶一樣流動。從大腦到恥骨形成了一個旺相帶，主要在任脈位置，但比任脈寬，寬約一同身寸，發出金黃色光，持續約數分鐘（見圖24）。

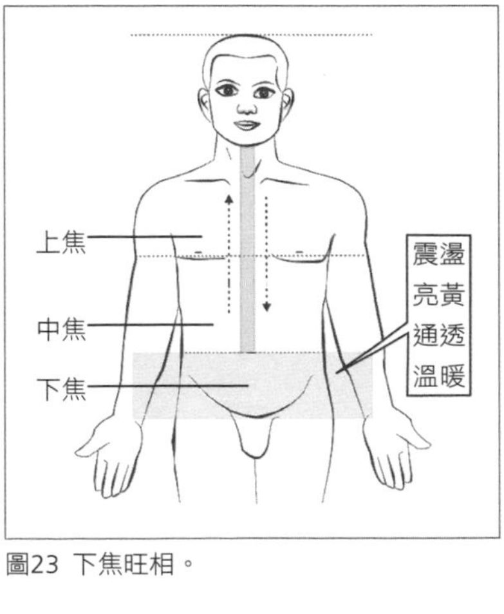

圖23 下焦旺相。

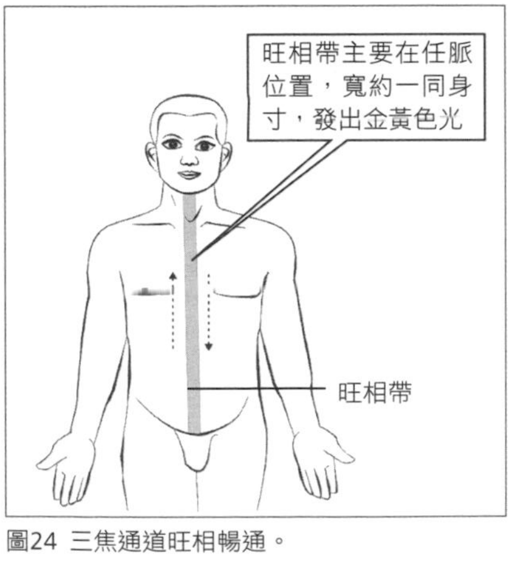

圖24 三焦通道旺相暢通。

胰腺旺相：胰腺單獨旺相，大量納入昴宿眞氣及水星黑氣，並帶動胰腺邊上一個穴位旺相（見圖25）。水星氣出，因爲臨近子時，一陽生時水旺。水星眞氣比胃宿眞氣更黑更濃。

五、第四遍三焦運動

奎宿、昴宿、水星、胃宿的眞氣，從左右太陽穴及百會穴進入（見圖26）。

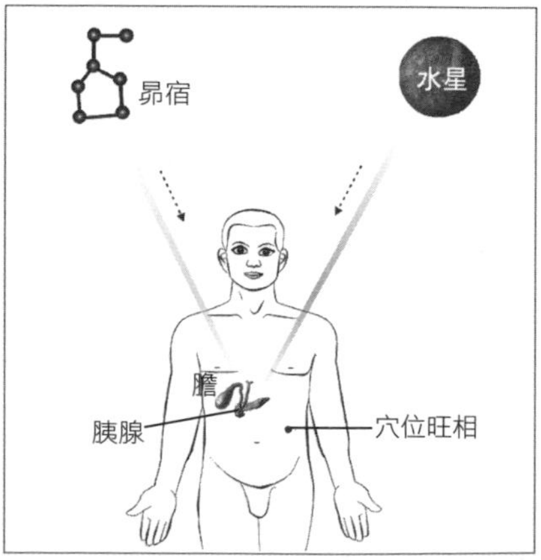

圖25 胰腺旺相。

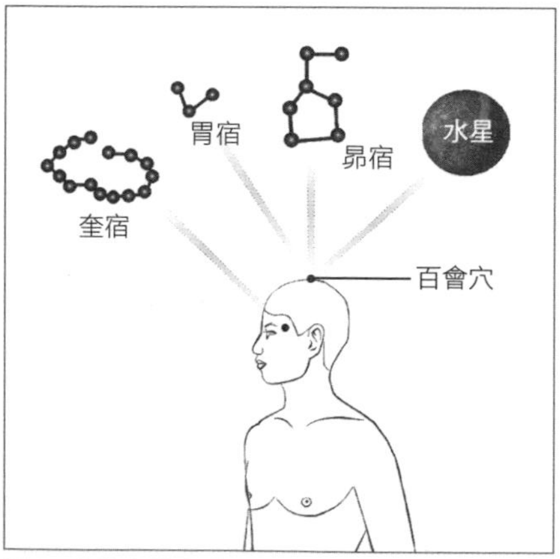

圖26 左右太陽穴及百會穴進氣。

2

上焦震盪：昴宿照左肺，左肺旺相↓心臟旺相。上焦產生較劇烈的震盪，時間約三分鐘。整個上焦及大腦，上下裡外全部透出暖洋洋的黃亮之色（見圖27）。

3

中焦震盪，整個中焦變得透明透黃、溫暖（見圖28）。

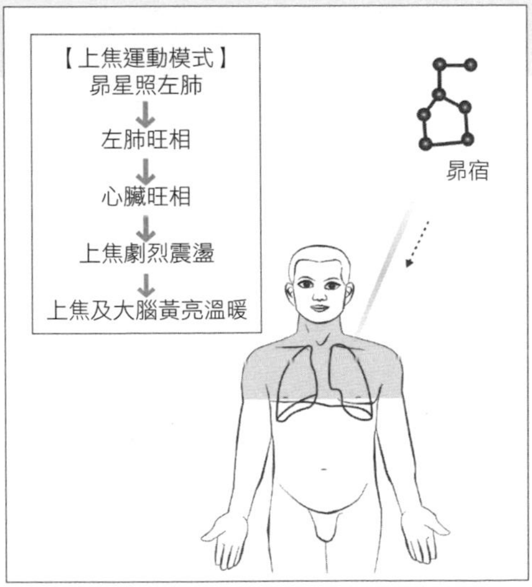

圖27　昴宿光照左肺，左肺及心臟旺相，然後上焦部位震盪劇烈。

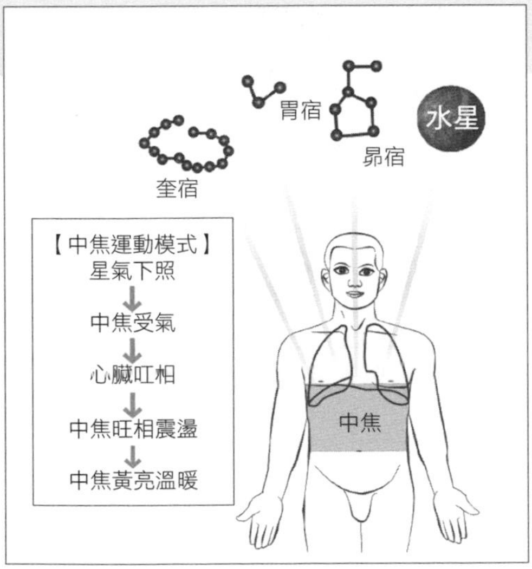

圖28　中焦部位震盪。

4

下焦震盪，此部位變得通透黃明、溫暖（見圖29）。

5

接著，整個身體的三焦及大腦一片通黃溫暖（見圖30），然後暫黑，休息約一分鐘左右。

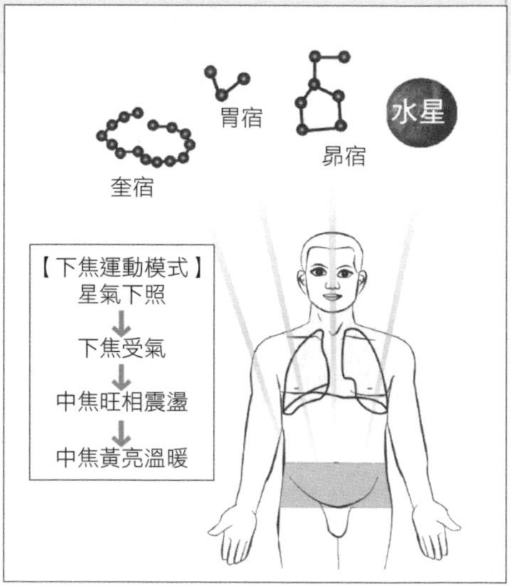

圖29 下焦震盪。

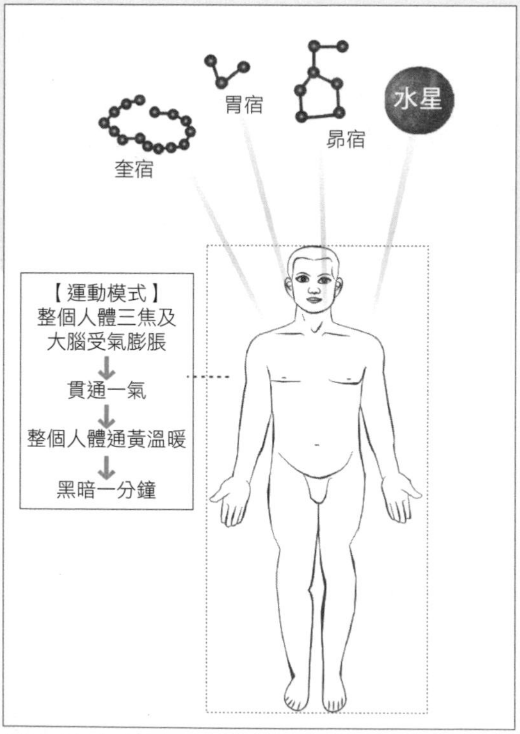

圖30 大三焦旺相。

六、第五遍三焦運動：

1

奎宿和昴宿、水星照射胰腺（見圖31）。胰腺處出現一片乳白色，這是在整個三焦運動中不曾有過的現象。

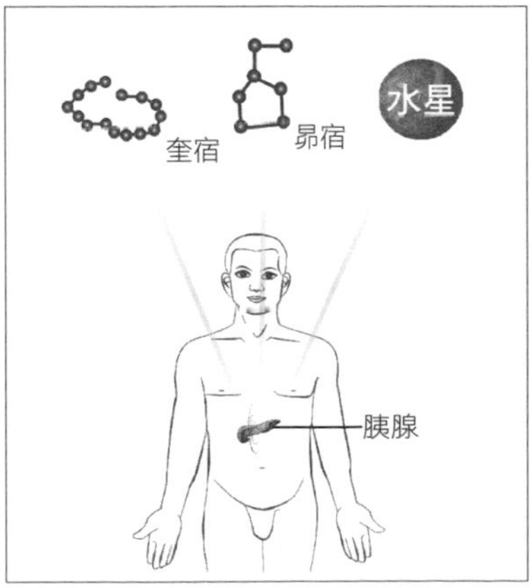

圖31 胰腺旺相圖。

2

胰腺部位出現黑洞（見圖32），位置在胰腺中間最細的一帶。黑洞吸入白氣，然後白氣消失，人體通黑。

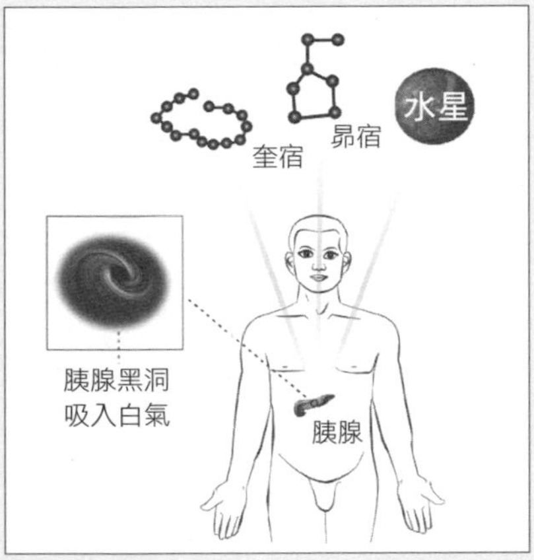

圖32 胰腺出現黑洞。

3

胰腺直接和昴宿眞氣連接，兩氣互通彼此，旺相，氣交（見圖33）。

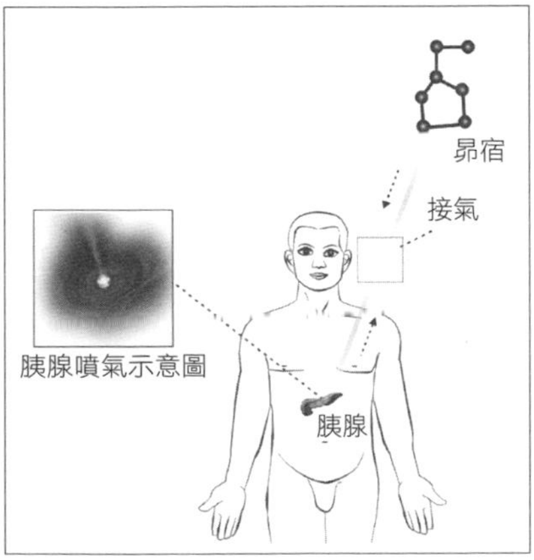

圖33 胰腺與昴宿真氣連接。

4

奎宿、昴宿、水星眞氣輕輕照耀整個人體（見圖34）。整個身體處在一種極柔和的旺相之中，淡黃色氣在人體四面脹出，人體處在膨脹之中。少陽之氣氤氳。

5

上焦重新貫氣↓中焦貫氣↓氣入下焦↓三焦寂滅，全身進入黑色（見圖35）。

注釋

❶《難經．二十五難》提出：「心主與三焦為表裡，俱有名而無形」的論點，引起後世醫家的爭論，歸納起來，即為有名有形與有名無形之爭。古人有說三焦形如膀胱，近代則有人認為三焦是淋巴系統或胰腺等等。

❷綜合性臨床醫著，又名《華氏中藏經》，相傳為華佗所作，但《隋書》及新舊《唐書》均未著錄，因此應是假託華佗之名，可能成書於北宋。

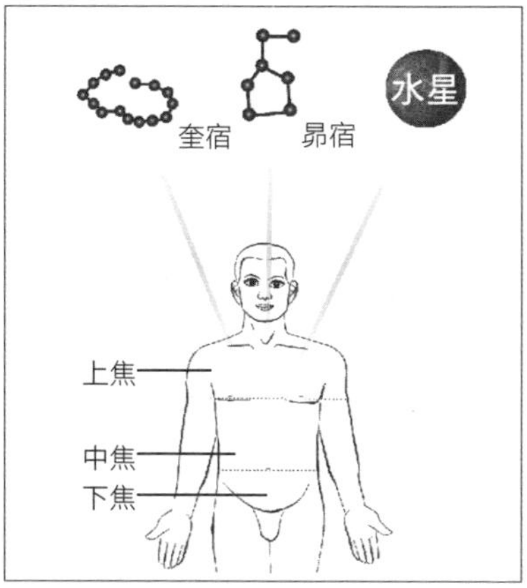

圖34 奎宿、昴宿及水星三星下照。

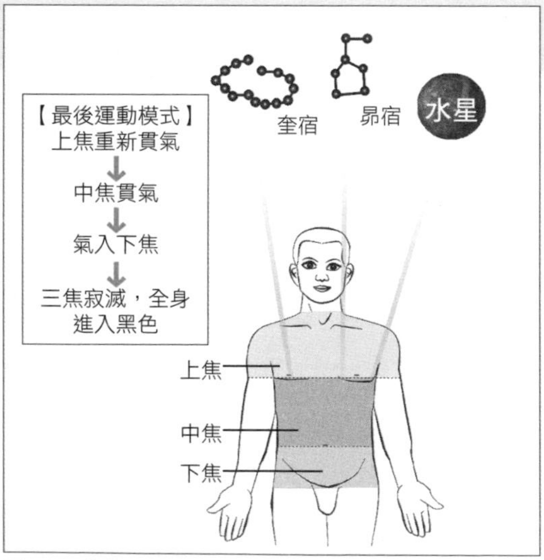

圖35 三焦輪流貫氣後，接著寂滅，全身進入黑色。

【卷三】◆足少陽膽經觀察

《黃帝內經．六節臟象論》說：「凡十一臟，皆取決於膽。」這是什麼意思？用一句簡單的話來說，就是心肝脾肺腎及其他五腑（大腸、小腸、胃、三焦、膀胱等）都有一個裁判，有一個老闆，有一個總理，那就是膽。膽有這麼重要嗎？

除了中醫大家經常講的各種原因外，如膽經在子時最先啟動旺相等，還觀察到一個現象：其他十一個正經，每一經每天一次的旺相值日運動，其開始和結束多數全是從膽經的運動、旺相開始，受膽經啟動而開始其他十一經的運動。而在其他十一經的每一經運動將結束時，又是膽經出來以自己的運動來結束其運動過程，開始下一個新的經絡運動。特別是當人體氣血運動不是很好的狀態下，膽經的啟動就顯得特別重要。氣血超旺相時，膽經不出手，其他經絡也能正常啟動旺相。

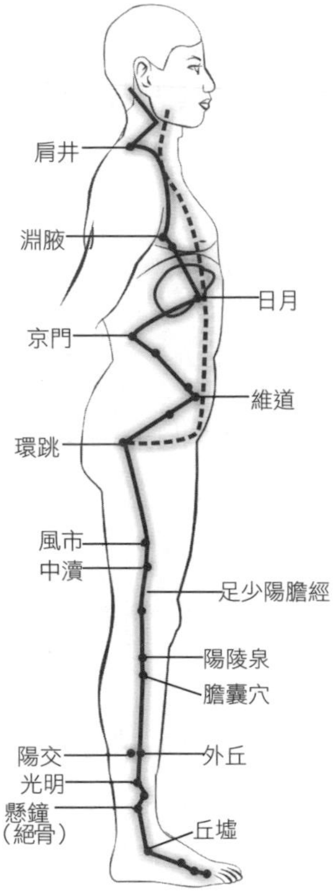

圖3-1 膽經圖。

膽經就好比是其他十一經運動的總調度或者助理，或者是一個交響樂中重複了十二次的主題節奏，這個主題曲的意思就是：膽大包天，有膽有識。

膽其實很小，差不多是男人大拇指的大小。我曾見過醫生為病人切下來的膽囊，只是很小的一張皮。膽中的結石，大的像是包了糖粉的花生米，外表凹凸不平。

膽經的運動，為其他十一經的啟動和旺相定調，幫助它們發動、啟動，甚至幫助它們結束各自的旺相運動。膽經好比是其他十一經的導師，其他十一經從哪個部位開始旺相運動，也是由膽經的啟動所決定的。但從另一方面來看，膽經是其他十一經的馬仔，等人家發動了，它自己才能休息。膽真是太累了。

膽的老闆是誰？

膽這樣忘我的工作，一方面受到了人體自身生命規律及生命本身程式的影響。另一方面，膽又受到星宿的重要影響而運動。天外有天，人外有人，膽外有星。說明人定勝天，其實還要天同意才行。西方七宿的婁宿跟人體的膽就有遠親關係，他們之間真氣相投，兩個伴，一個在天上，一個在地上，同屬於少陽之氣，他們之間的聯繫，還真是天然又直接。三陰三陽氣相同，就是膽和婁宿的血緣，所以相互之間才有氣交。

由此可見，千萬不能忘記，人是大自然最重要的一部分。大自然決定人，大自然決定膽。在討論三焦經等內容中，我們也能看到膽和星宿的一些關係。

膽經常受到月亮、木星、二十八星宿中的值日星宿（如虛宿、昴宿）等影響，受它們的影響而旺相運動，或者和它們交互運動。

圖3-2 膽經啟動圖。

圖中文字：
南
北
東
西
10 11 12 13 14 15 16 17 18 19 20 21 22 23 0 1 2 3 4 5 6 7 8 9

三焦經 心包經 腎經 膀胱經 小腸經 心經 脾經 胃經 大腸經 肺經 肝經 膽經

子 丑 寅 卯 辰 巳 午 未 申 酉 戌 亥

■ 膽經啟動十一經時間

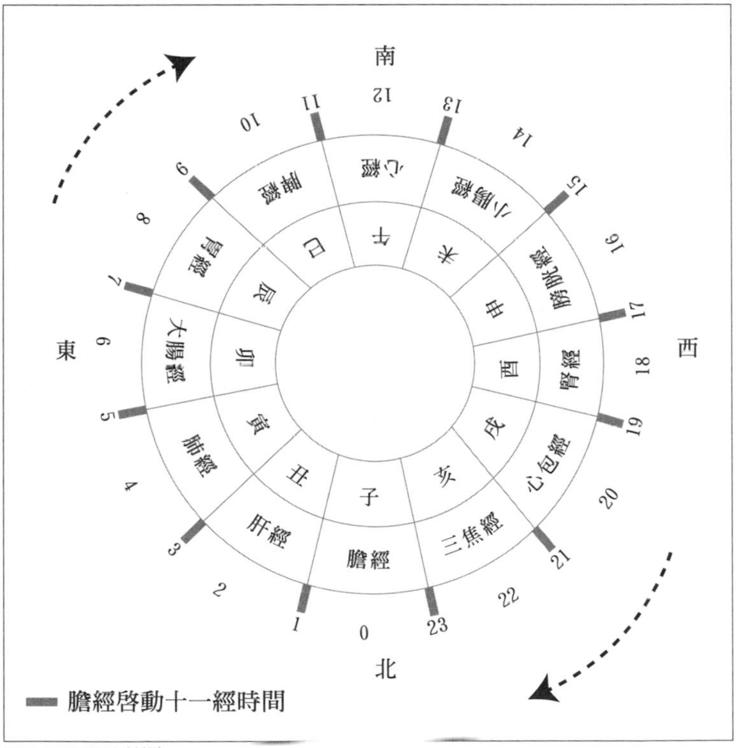

看得多了，你就會發現，人身上哪怕是最不值錢、最不起眼的東西，不僅僅是受之於父母，而且也和宇宙空間的星星有一定的親密關係。《聖經》上講，塵歸塵，土歸土。沒錯，也可以講，來自宇宙，歸於星辰。

膽和膽經在生活中經常會出現一些問題。如勞累、情緒不正常、過量飲酒，都會使膽的經絡發青、淤積、結節。我們可以透過及時使用中藥或輕按膽經經絡上的痛處、相關穴位來進行治療。

圖3-2所示是膽經在十二正經交替旺相過程中，每當二經交替，膽經便出來維持正常的經絡運動，或啟動或幫助結束。沒有膽氣，連經絡也不聽話了。常言道英雄虎膽，英雄雖然有膽量，但還是要按天道地理和人間正道行事。光有膽量，是不行的。

我的觀察筆記

膽經(一)

觀察時間：二〇〇七年五月

1

中午十一時，心經馬上要旺相。在心經還未旺相時，膽先行啟動旺相（見圖1）。

2

接著，膽啟動心經上的極泉穴，進而啟動心臟。膽旺相後，透過一個氣道，直接傳氣到心經上左側的極泉穴，使極泉穴旺相（見圖2）。

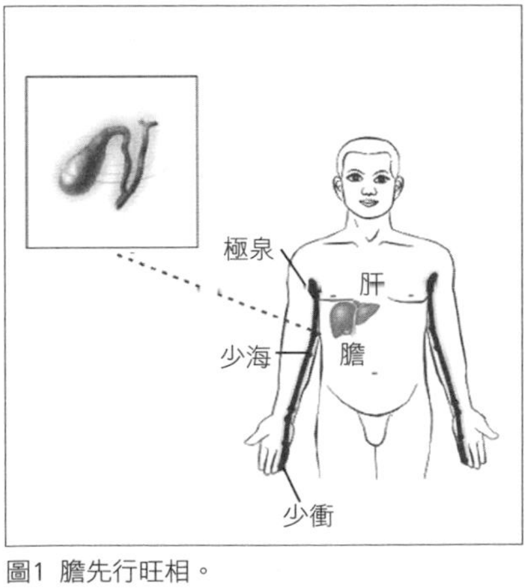

圖1 膽先行旺相。

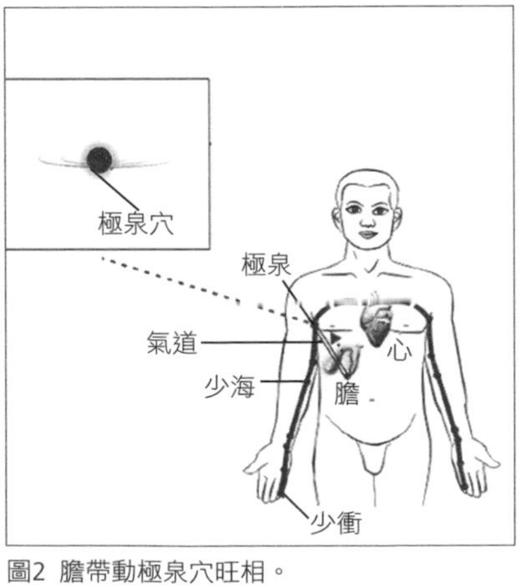

圖2 膽帶動極泉穴旺相。

3

極泉穴旺相旋轉，然後把眞氣傳給心臟，使心臟充滿眞氣而開始旺相。這一個過程，大約用了三至五分鐘時間。

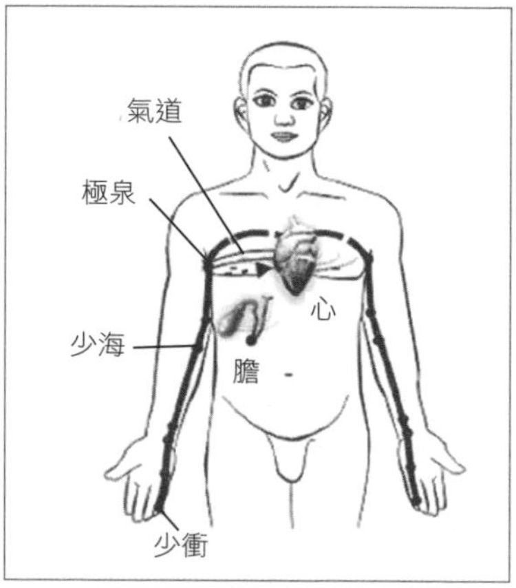

圖3 極泉穴再帶動心臟旺相。

我的觀察筆記

膽經(二)

觀察時間：二〇〇七年五月中旬十二時三十分到十三時三十分

脾傳藥給膽↓心氣下降↓人體自排病氣↓膽黑洞運動過程組圖。這一段描述，不是指每天半夜十一時至凌晨一時正常的膽經值日旺相運動，而是我在二〇〇七年五月中旬十二時三十分到十三時三十分所觀察到的一個片段。其中關於膽經的運動，很有點意思。

1

脾傳藥給膽。一開始就觀察到脾產藥。脾產藥後，直接傳給膽（見圖4）。所傳的東西，就是經常講的「脾精」，顏色是黑紅色，類似極小的米粒。

2

心氣下降。脾傳藥給膽後，接著是心氣下降。不過這次心氣下降的氣道，和以前觀察到的心氣下降所走的氣道不同，或者講剛剛相反。上次我記得很清楚，心氣下降的時間也是在午時快結束時，心氣從左邊下降，流入下面的氣穴之中，氣爲純白色，略泛金色。但是這次，心氣下降是從右邊往下走，氣道也比左邊那次更寬。上回的左邊氣道暗一些，不仔細觀察是看不到的。但是這次的右邊氣道，最寬約同身寸兩寸，下降速度也很急促（見圖5）。下降的心氣，顏色有好幾種，包括紅色、白色、藍色，甚至還有黑色。同時，肝膽氣旺。很奇怪，這不是膽和肝氣旺相的時間呀。

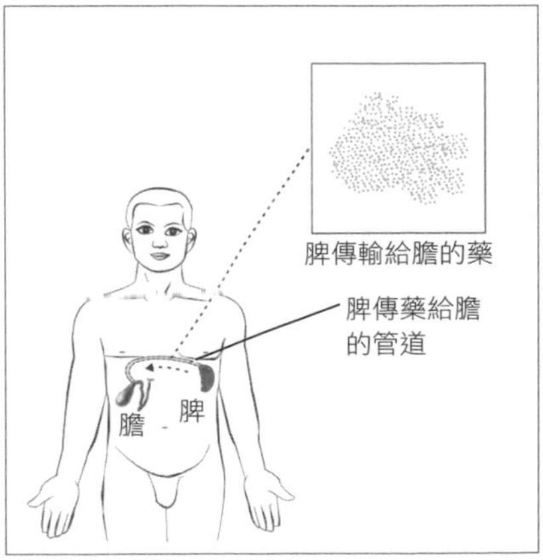

圖4 脾傳藥給膽。

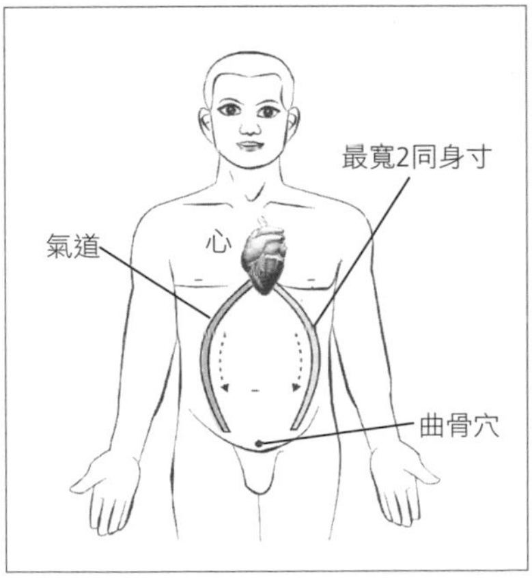

圖5 心氣下降，走的是右邊的氣道。

3

過了一會再觀察時，心氣下降基本上已完成了，下降的氣機細了也慢了。但仔細觀察，紅色和藍色的氣機中，攙雜著一條條黑色的線。再細看，原來是從人體向外排出的黑色病邪之氣，這些氣是黑色的圓球體，比薏仁小一點，成片成串地隨著下降的心氣向下面流去。但原本心氣要流往的、位於恥骨邊上的氣穴不見了；而那些黑色的球狀病氣，全部從腳部排出到體外，沒有一粒進入那個氣穴（見圖6）。看來那個氣穴是個廉潔的「官」，能嚴格執行紀律，不是正經心氣一個也不讓它進入人體。穴道穴道，穴也有道。這種排出的球狀黑氣，是介於正常的氣和有形物質之間的東西，應當有一點點固態特點。顏色，也不是平常觀察到的正黑之色，而是病色。

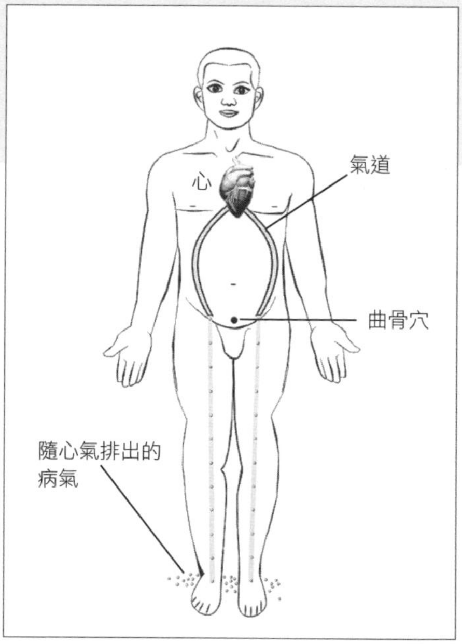

圖6 人體自排病氣，黑色的病氣從腳部排出體外。

4

這時候，我觀察到膽囊處出現一個黑洞。因爲以前從未在膽的位置觀察到黑洞，所以覺得很奇怪。我特別用手摸了一下，確實是膽的位置沒錯。那個黑洞就位於膽的正中間。

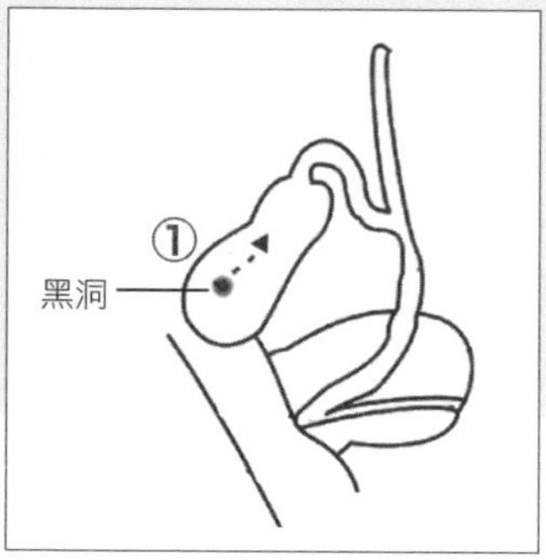

圖7 膽中出現一個黑洞。

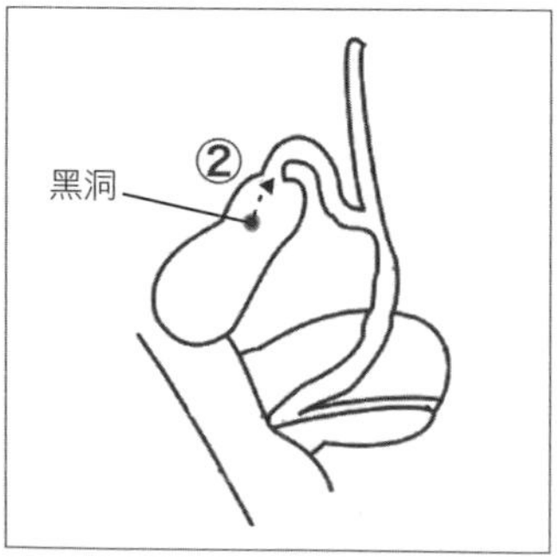

圖8 膽囊中的黑洞朝膽管方向移動。

5

更奇怪的事還在後頭，膽的黑洞在移動，時間約有一分鐘。我還觀察到，這個膽囊黑洞先在膽囊中朝膽管移動（見圖8）。

6

膽囊黑洞移出了膽囊後，向上往總肝管中移動了一小段。接著，膽囊黑洞向下走，在總膽管中移動。膽黑洞下行到總膽管和十二指腸接口的肝胰壺腹處，進入十二指腸，然後這個膽黑洞再慢悠悠地掉頭向回走，重回到總膽管。膽囊黑洞一直移動到膽囊正中間，然後消失（見圖9、圖10）。

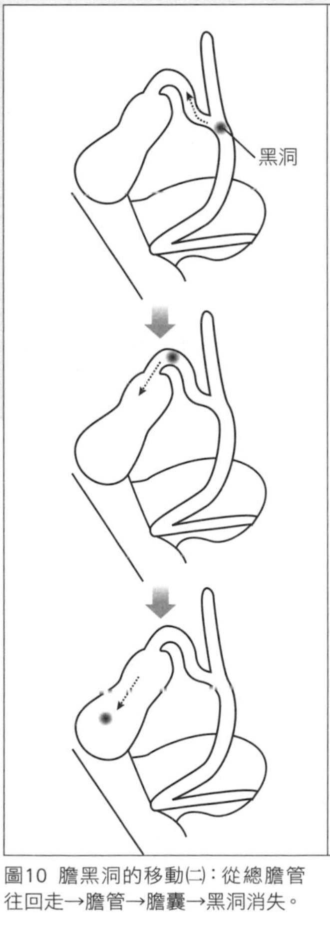

圖10 膽黑洞的移動(二)：從總膽管往回走→膽管→膽囊→黑洞消失。

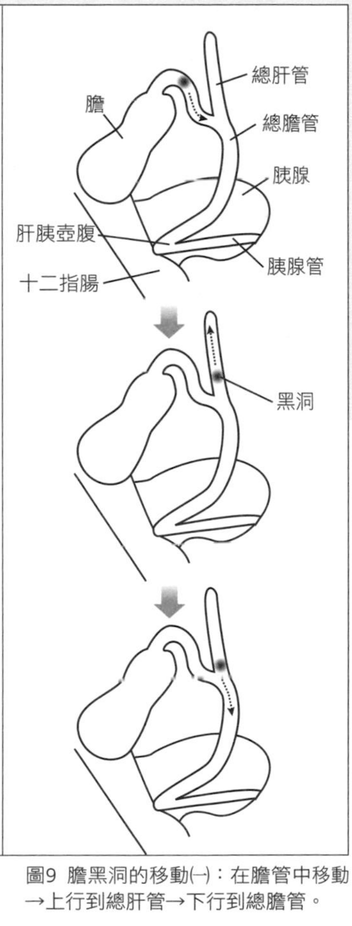

圖9 膽黑洞的移動(一)：在膽管中移動→上行到總肝管→下行到總膽管。

我的觀察筆記

膽經(三)

觀察時間：二〇〇七年十月下旬晚上十二時到凌晨一時二十六分

奎宿通膽↓接氣↓奎宿啟動肝和脾↓昴宿傳氣傳經給膽↓膽和昴宿氣交↓膽氣輸胃↓昴宿啟動大腦↓婁宿交膽↓婁宿傳真氣給膽↓氣交↓婁宿傳經給膽↓婁宿傳氣到下田↓婁宿與膽合運↓婁宿主星↓昴宿啟動肝。這是膽經運動的第二個小時，當時天上由西方七宿值班，天氣晴。

1

奎宿與膽氣交：奎宿下照人體和膽，爲人體和膽布氣。經過這樣的布氣，膽經旺相。然後，膽與奎宿接氣（奎宿的眞氣和人的膽氣相接，見圖11）。膽微小而星宿大，氣交如此端直，眞是精確制導。

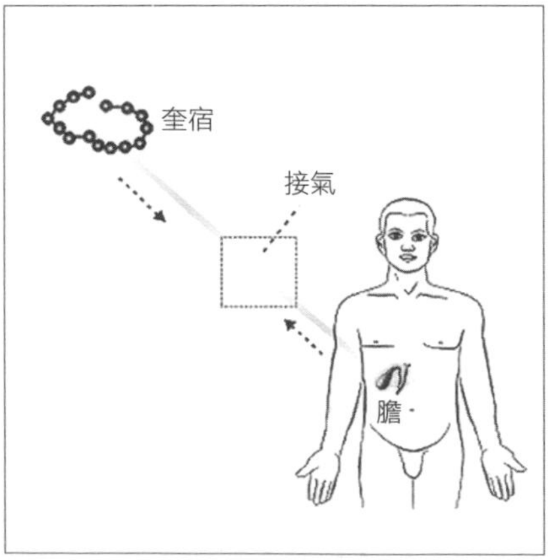

圖11 奎宿真氣與膽氣進行氣交。

2

氣交完畢，整個過程大約用了五分鐘，奎宿又先後輕輕布氣，啓動肝臟和脾臟，使肝臟和脾臟旺相（見圖12）。

3

昴宿下照，直接給膽囊輸氣。然後，昴宿再給整個人體傳經（見圖13）。對經絡來講，星宿傳經是很重要的事。天賜的東西，人是不能拒絕的。

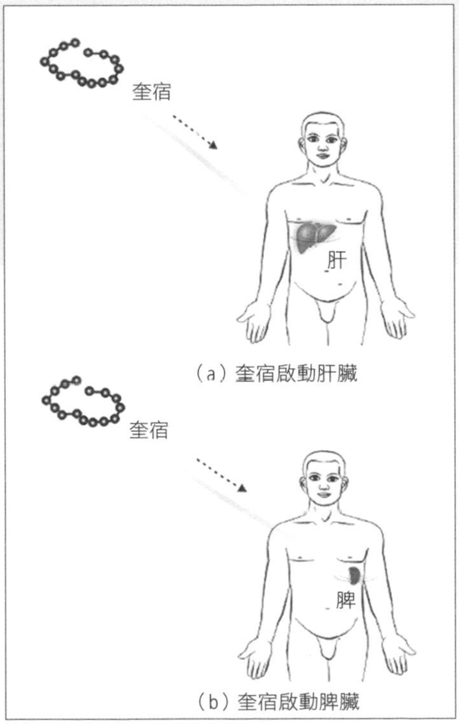

圖12 奎宿啟動肝臟和脾臟。

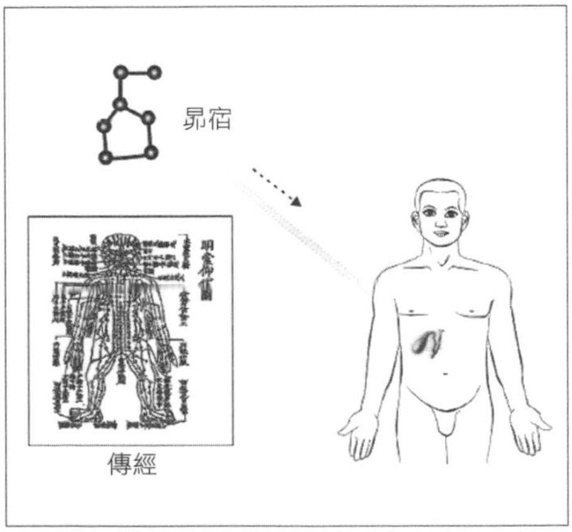

圖13 昴宿為膽囊傳氣及傳經。

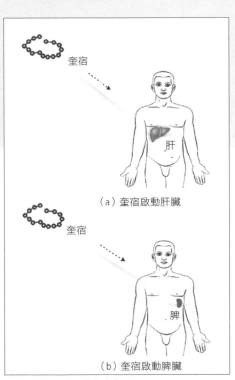

4

膽旺相，與昴宿氣交（見圖14）。膽雖小，但眞氣可與巨大無比的昴宿平等相交。要知道，昴星團有二百八十多顆星，距離地球約四百光年。其中的藍巨星昴宿六表面溫度約一萬三千K❶，總輻射光度是太陽的兩千多倍，半徑約爲太陽的八倍。作爲一個正常人，我們是不是經常太小看我們自己了？

5

氣交過後，膽的眞氣透過氣道傳輸到胃，胃旺相（見圖15），胃部震盪、顫動、旋轉。

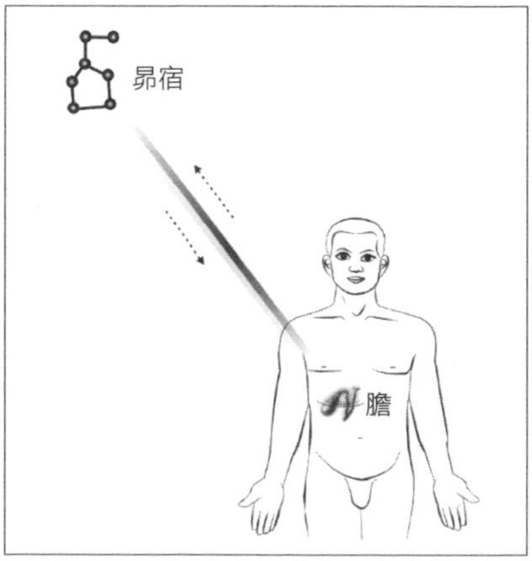

圖14 膽與昴宿氣交。

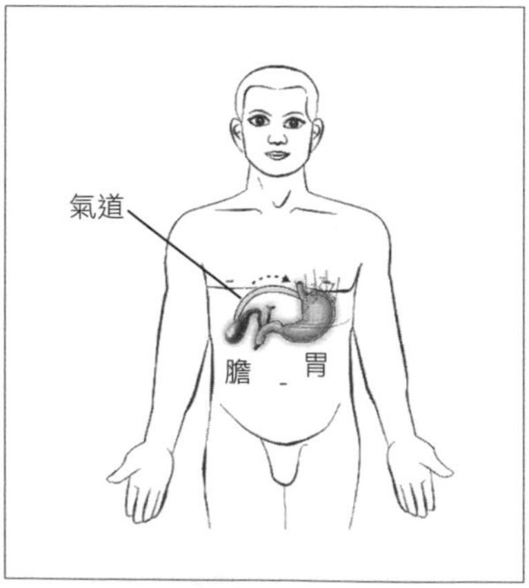

圖15 膽氣傳輸到胃，胃旺相。

6

接著，昴宿先從頭部後面的玉枕穴開始給人體傳氣。頭頂玉枕、百會等穴位旺相；大腦九宮旺相（見圖16）。昴宿爲大腦傳輸眞氣，時間約五分鐘。

7

婁宿光氣下照，時間較長，約十到二十分鐘。婁宿很特殊的一點是，它的光照很低，就好像打著手電筒照東西，而不是天上的星宿下凡。

婁宿光氣下照膽的路線有兩條：一條是婁宿眞氣從大腦直下，給膽傳氣（見圖17a）；另一條路線是下照膽，從人體右肋角邊的一個不知名穴位，給膽傳氣（見圖17b）。

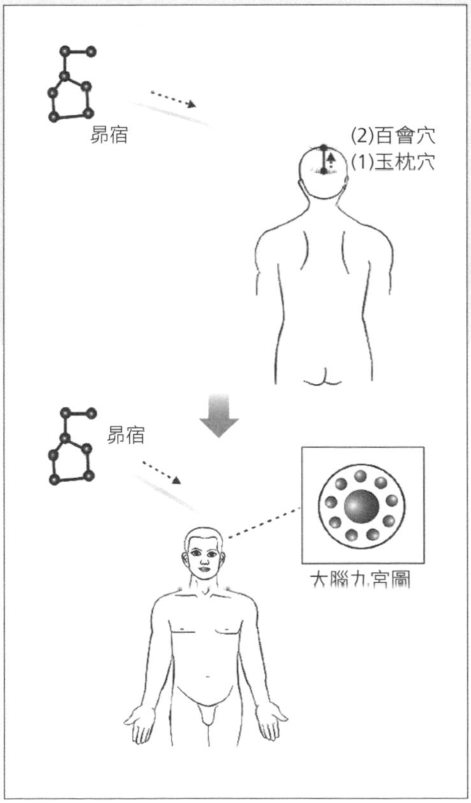

圖16 昴宿從頭部給人體傳氣，頭頂玉枕穴、百會穴及大腦九宮旺相。

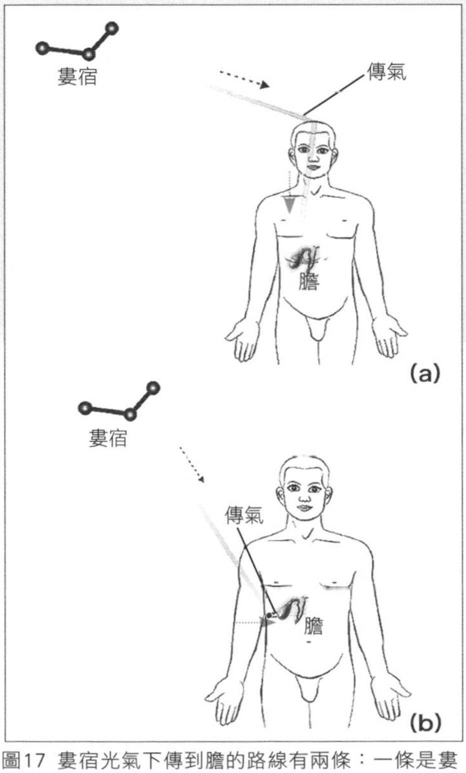

圖17 婁宿光氣下傳到膽的路線有兩條：一條是婁宿真氣從大腦直下，給膽傳氣（見圖a）；另一條路線是從人體右肋角邊的一個不知名穴位，給膽傳氣（見圖b）。

8

婁宿與膽氣交（見圖18）。看來星宿是膽的好朋友，要不爲何會說膽大包天！看起來，婁宿對膽實在很偏愛，才會先後二次給膽傳光、傳氣、傳陰陽物質及信息物質（見圖19）。膽經全名爲足少陽膽經，而根據我觀察到的光氣特點，婁宿也屬於少陽之氣，淡黃色，不太濃。看來，人的三陰三陽之氣，在遙遠的宇宙空間也有遠親了。

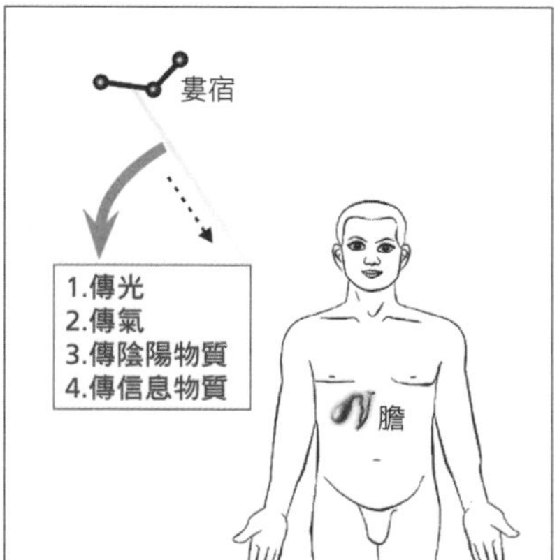

圖19 婁宿為膽傳光、傳氣、傳陰陽物質及信息物質。

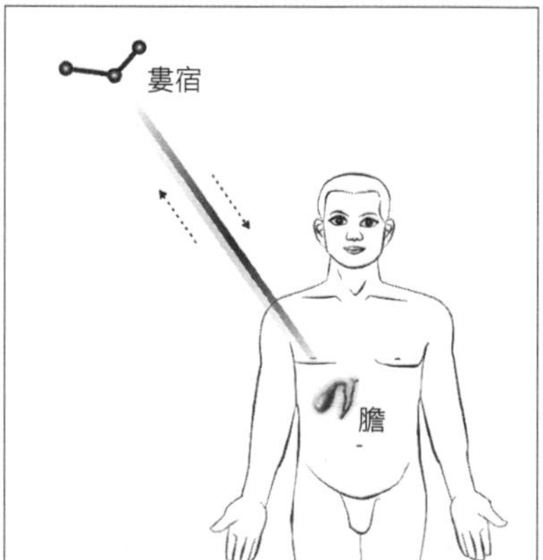

圖18 婁宿與膽氣交。

9

奎宿爲佐宿，婁宿爲主宿，二星尊給人體臍下的下丹田分兩次輸送陽氣（見圖20）。

10

昴宿主星有雙層氣旋，力道很強，下照膽並傳「相」，與膽同步運動（見圖21）。所謂「相」是一種特殊的眞氣，但具有一定的形象。

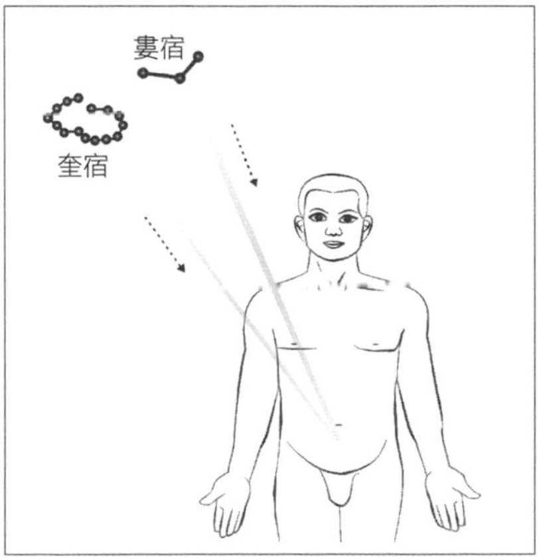

圖20 奎宿及婁宿兩次傳送陽氣到人體臍下的下丹田。

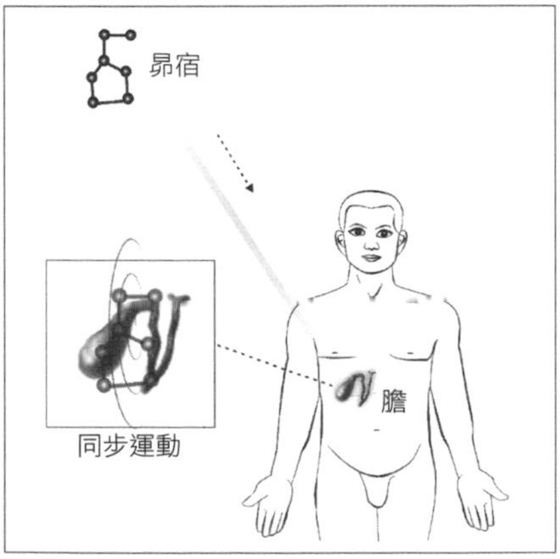

圖21 昴宿下照膽並傳「相」，與膽同步運動。

11

胃宿傳相。胃宿是西方七宿第三宿，其三星的陰陽結構分明，陽的一星是淡黃色，陰星則爲淡黑色（見圖22）。

12

到凌晨一時正，昴宿直直照到肝臟上，爲肝臟傳「相」（見圖23）。凌晨一點本來就是肝經值日旺相了。星宿的運行是如此準時啊！

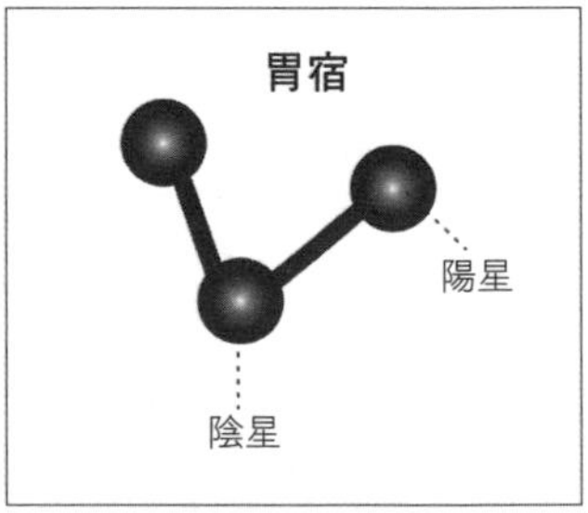

圖22 胃宿三星的陰陽結構分明。

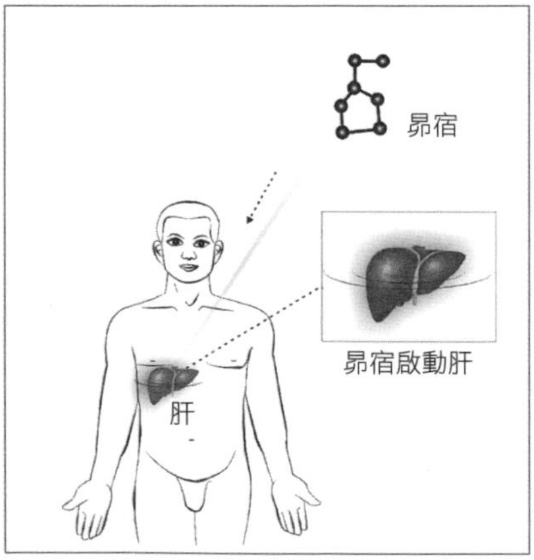

圖23 昴宿真氣下照肝臟。

我的觀察筆記

膽經(四)

觀察時間：二〇〇七年十一月二十四日午夜至凌晨一時

這時是膽經旺相的第二個小時，我觀察到下面的現象。

1

膽經旺相時，我觀察到心臟產藥（見圖24），藥爲小米粒狀，邊緣的藥稍泛紅色。

2

肺臟產藥：我很少觀察到肺臟產藥現象。所產的藥是黑色小米粒狀，藥在兩肺中間，但偏右肺（見圖25）。

注釋

❶ K是克氏溫標（絕對溫標）的單位，用於科學研究上。（K=℃+273）

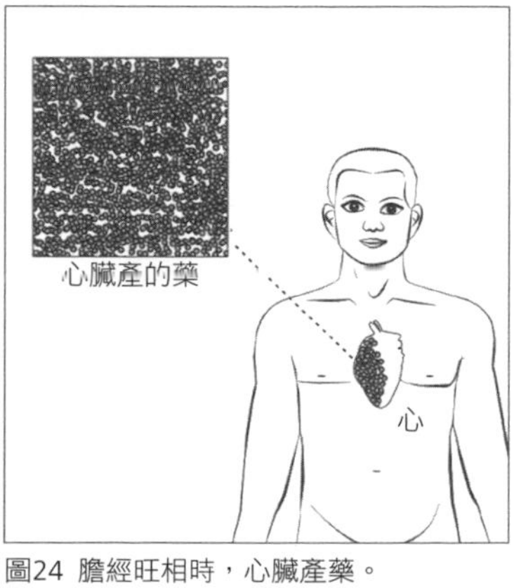

圖24 膽經旺相時，心臟產藥。

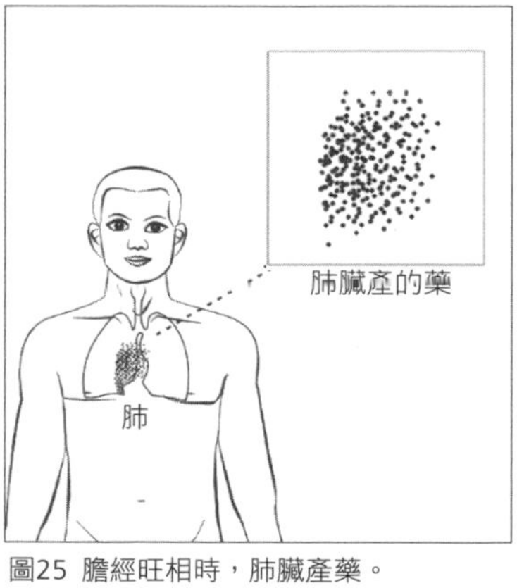

圖25 膽經旺相時，肺臟產藥。

【卷四】◆足厥陰肝經觀察

肝經(一)

觀察時間：二〇〇七年十月下旬凌晨一時三十分到二時三十分

我的觀察筆記

奎昴二宿射百會穴↓胃宿傳真氣給胃↓木星主政照肝↓肝和木星氣交↓肝和木星同步運動↓肝氣鼎盛↓肝産藥↓肝輸氣到脾↓木星再傳氣給肝↓木星和膽再同步運動。當時是西方七宿旺相，這一段描述是筆者在內證狀態下所觀察到的真實記錄，一一分述於下。

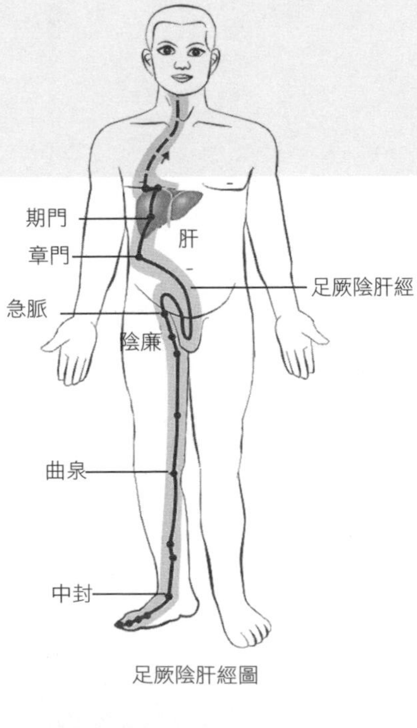

足厥陰肝經圖

1

昴宿值日：昴宿強力下照，傳氣給人體，從百會穴照全身。百會、下丹田旺相、旋轉（見圖1）。

2

昴宿傳「相」給膽，膽旺相，眞氣旋轉（見圖2）。

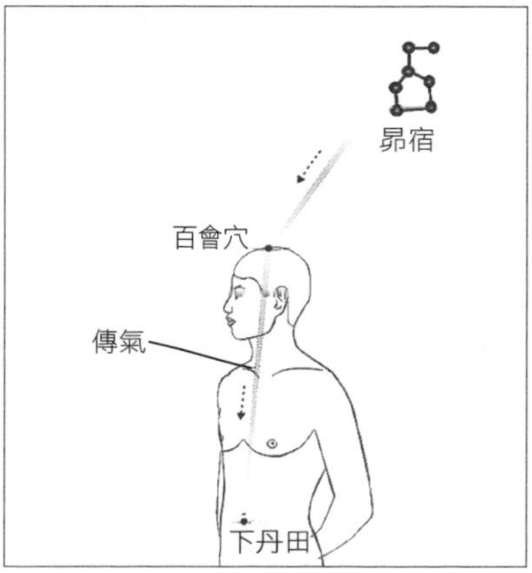

圖1 昴宿從百會穴下照全身。百會、下丹田旺相、旋轉。

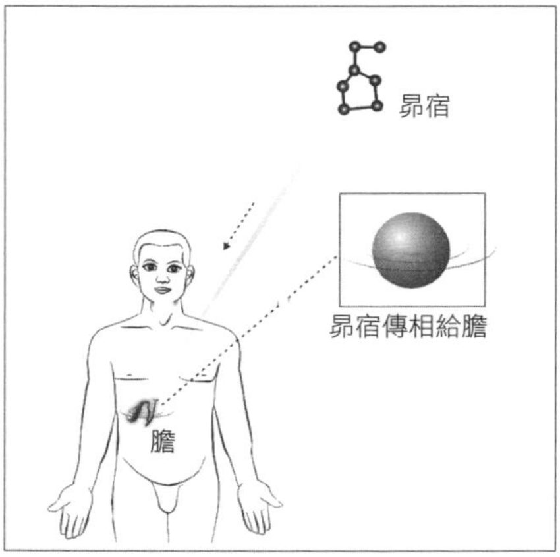

圖2 昴宿傳「相」給膽。

3

膽、胰腺旺相。肝噴氣，但不大（見圖3）。一個臟器要是噴氣，表示已經處在比較強烈的旺相狀態，好像發動機點燃了火，煙囪管排出了煙。

4

昴宿繼續下照，膽氣一線上行，膽和昴宿接氣，氣交。

5

奎爲佐宿，昴爲主宿值日，兩宿眞氣從百會穴進入人體（見圖4）。昴宿本是太陽之氣，但不知何故，今天觀察到的氣弱了一些，近於太陰之色。

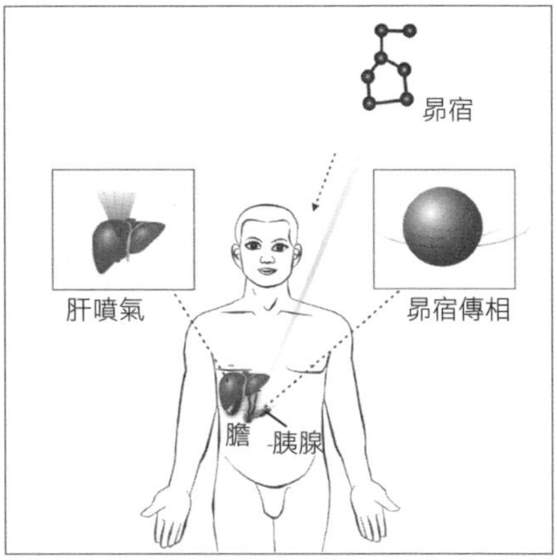

圖3 膽、胰腺旺相，肝旺相且噴氣。

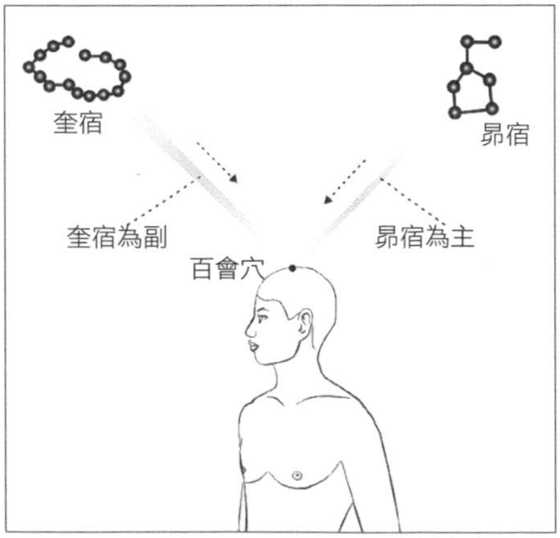

圖4 奎昴二宿的真氣從百會穴進入人體。

6

脾臟旺相，然後從大包穴傳氣到肝臟，氣道分三個支口進入肝臟，其中右肝有兩個支口（見圖5）。

7

胃宿傳氣給胃及脾，胃氣和脾氣旋轉（見圖6）。

我們的祖先取胃宿這個名字是經過長期內證觀察而來的，因爲胃宿主要傳氣給胃、脾、胰這幾個和消化有關的器官。胃宿的眞氣比較強，是黑色。

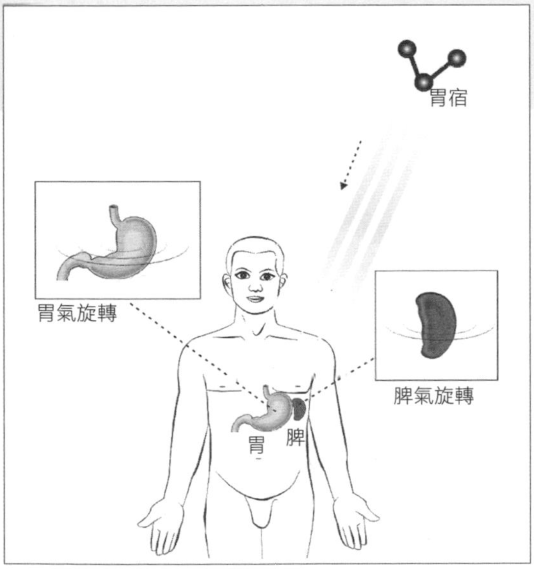

圖6 胃宿傳氣給胃及脾，胃氣和脾氣旋轉。

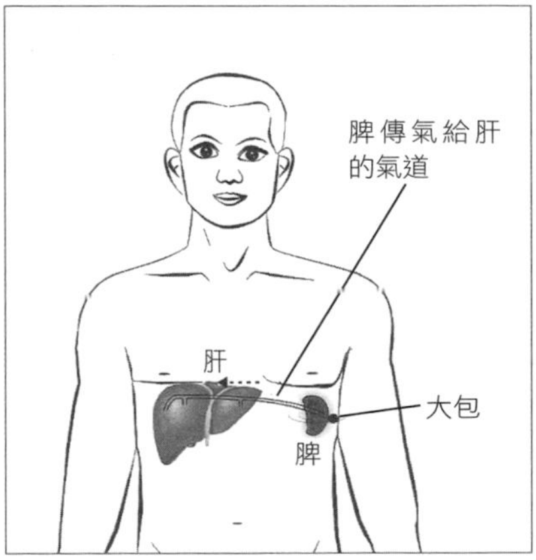

圖5 脾臟從大包穴傳氣到肝臟，氣道分三個支口進入肝臟。

8

木星下照肝，傳氣給肝，氣較弱少。不久，木星第二次傳氣給肝，時間持續較長。看來，木星爲肝之主。接著，肝氣上升出行，並與木星接氣，兩者氣交（見圖7）。

9

木星傳相給肝，木星和肝臟同步同位運動。肝氣旺相，肝上就像覆蓋著一把氣傘（見圖8）。

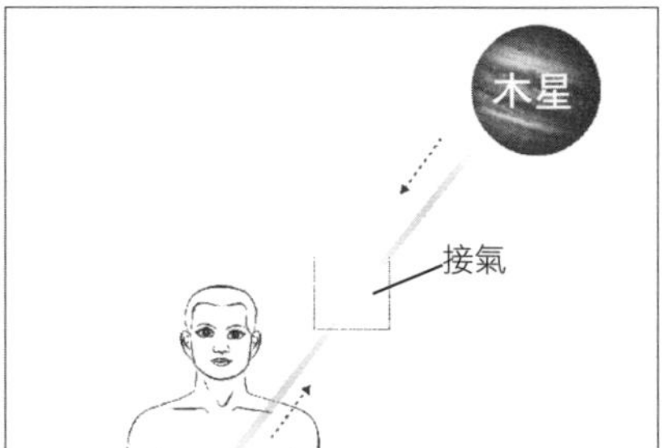

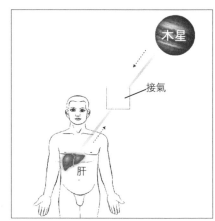

圖7 肝氣與木星接氣，兩者氣交。

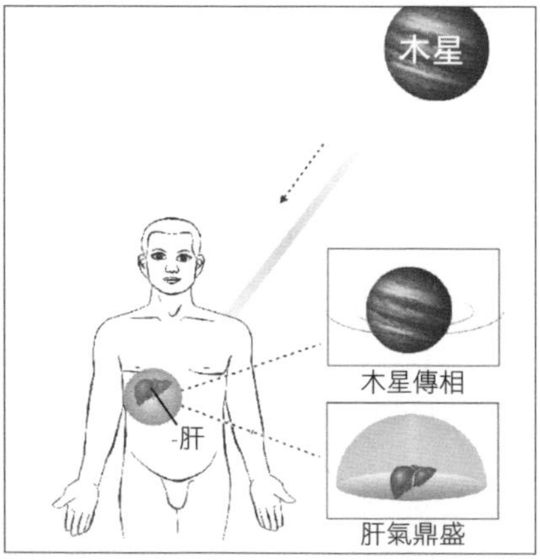

圖8 木星傳相給肝，肝氣旺相，肝上就像覆蓋著一把氣傘

10

在眾星關懷下，肝臟幸福地產藥。產藥時，肝臟如霧如霪雨，先產的藥形狀如靈芝、豆芽，最後產的藥形狀如花粉，爲紫紅色，肝的左右葉一大片全是藥。

11

起先是脾臟一直在輸氣給肝臟，當肝產藥之後，在原先脾輸氣給肝的氣道下面有一個氣道，肝臟透過這個氣道傳氣給脾（見圖10），此眞氣是太陰之氣，如月之氣。而脾傳肝的氣則是厥陰之氣，色深。兩種氣的色澤不一樣。

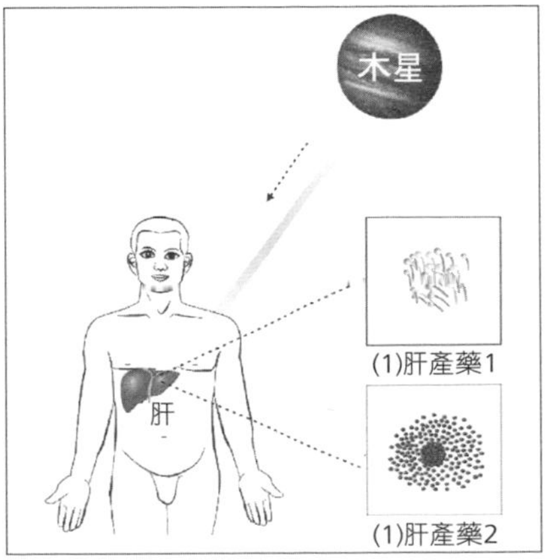

圖9 肝臟產藥。

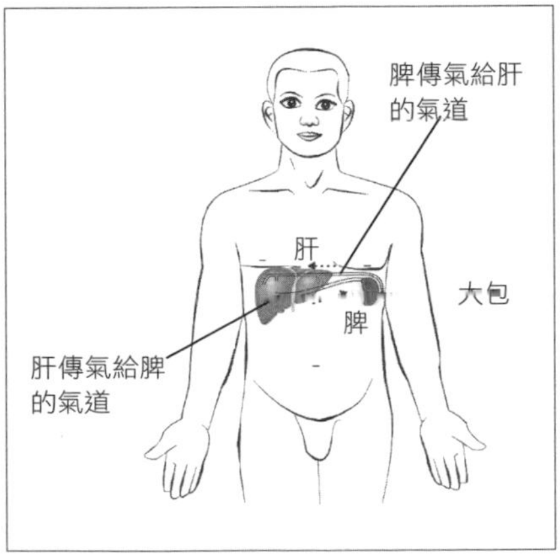

圖10 肝透過氣道傳氣給脾。

12

木星再傳相、昴星下照，使得肝臟運動激烈。木星下傳的眞氣與肝同步運動（見圖11）。

我的觀察筆記

肝經(二)

觀察時間：二〇〇七年十一月八日凌晨一時三十分到三時

北方水氣之門開通↓水星傳水↓斗宿傳肝氣↓北方七宿同傳真氣給肝↓北方七宿傳精給肝↓北方七宿傳精給腎。此時為秋冬交替之際，西方七宿退位，北方七宿上臺執政。肝，又是如何表現的呢？

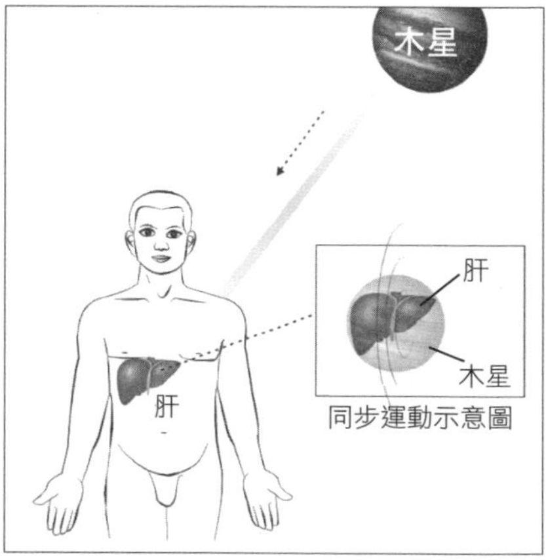

圖11 肝氣與木星接氣，兩者氣交。

1
西方七宿退位，西方天空只有金星的微弱金黃色光。北方黑色氣門已開，黑色的北方眞氣直向北去。突然閃過一個光氣極白的星宿，這個發白玉之氣的星宿就是女宿。

2
斗宿射氣入肝，傳青氣給肝，氣色偏黑（見圖12）。

3
接著是凌晨二時三十分到三時的觀察。水星傳水流之相，眞元之水天上來。

4
北方七宿同時傳氣及傳精給肝，所傳的精直接從空中進入肝臟（見圖13）。

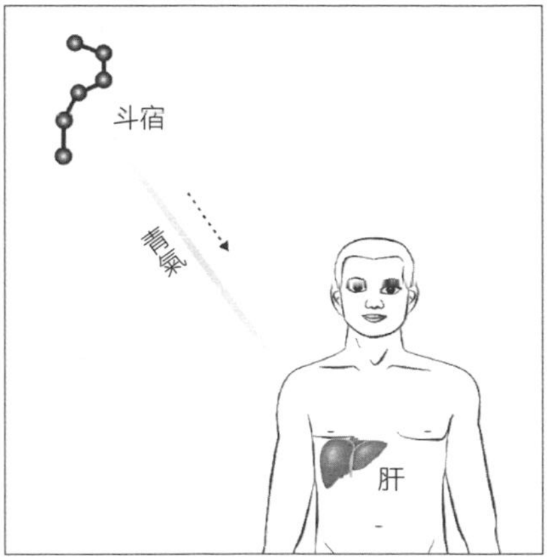

圖12 斗宿傳青氣給肝。

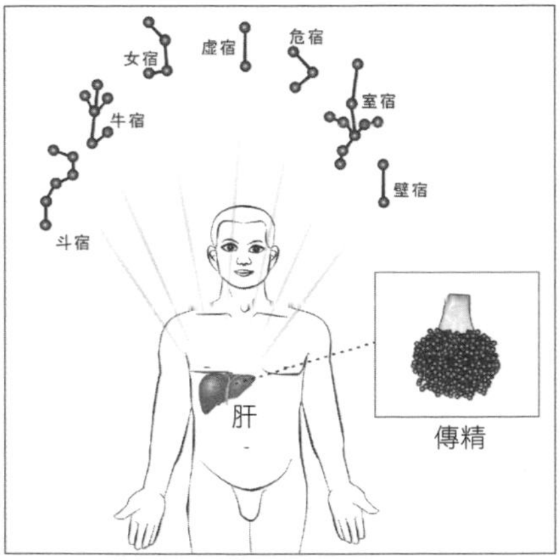

圖13 北方七宿同時傳氣及傳精給肝。

5

北方七宿再傳另外一種腎精給人體，這種「精」看起來像常見的中藥丸，大小如綠豆，墨黑色，一串一串地。此次所傳的精是從人體的臍部進入，傳送到命門、腎臟（見圖14）。

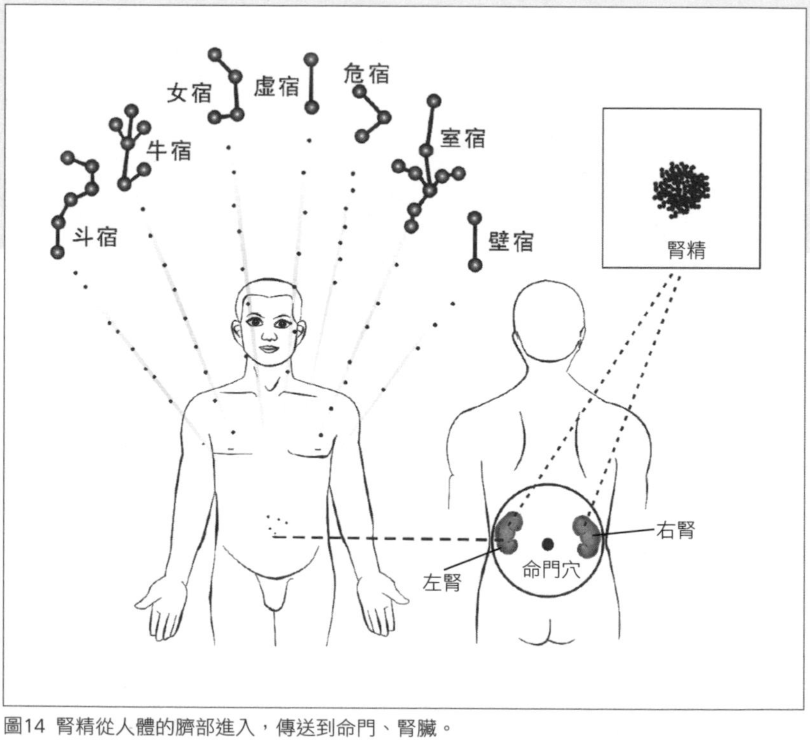

圖14 腎精從人體的臍部進入，傳送到命門、腎臟。

我的觀察筆記

肝經(三)

觀察時間：二〇〇七年十一月十六日凌晨一時到三時

1

東方青氣入通於肝↓木星傳氣給肝↓斗宿傳陽明↓牛宿傳氣給肝↓女宿閃亮↓虛宿傳氣↓危宿傳信息↓室宿傳氣↓壁宿傳氣↓木星傳氣↓肝傳氣給心↓木星傳相↓木星傳氣↓木星傳信息↓木星和肝同步運動↓肝腎心互傳真氣↓心與百會穴同轉↓水星、木星與心同步運動↓心肝命門通氣↓肝開竅於目。這次觀察，基本上是肝經旺相運動的全程觀察。這個季節，已經是北方七宿旺相值日。

東方青氣傳到肝。東方青氣的這種傳輸方式，好像在虛無的空間中有一個經絡一樣，專門在這個時間傳東方木氣給人體。這時的東方之氣不是混亂的一團氣，而是一股如游走在無形管道中的氣，在恰當時間就會和人體肝臟接通。

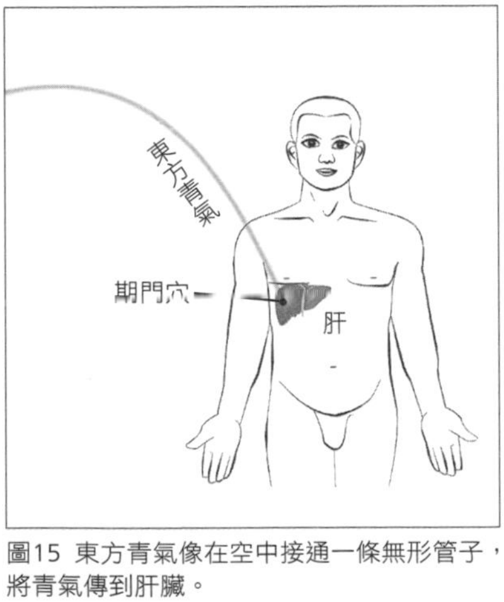

圖15 東方青氣像在空中接通一條無形管子，將青氣傳到肝臟。

2

木星也下傳青氣到肝（見圖16），兩者關係密切，肝一旺相，木星青氣就會報到。或者也可以這麼說，只要木星青氣一來，絕對是肝旺相。

3

在木星起頭後，斗宿也當仁不讓地下傳陽明之氣，斗宿眞氣的顏色是暗黃色。北方七宿輪流操練，接著是牛宿下傳少陽之氣，牛宿眞氣的顏色偏淡黃。然後是女宿下傳太陰之氣，虛宿下傳太陽之氣（虛宿的眞氣，和太陽眞氣一個顏色）。接著危宿下傳少陰之氣，並傳信息物質給肝。室宿下傳的眞氣，近於少陰之氣。壁宿下傳厥陰之氣，眞氣顏色如畫竹的淡墨色（見圖17）。

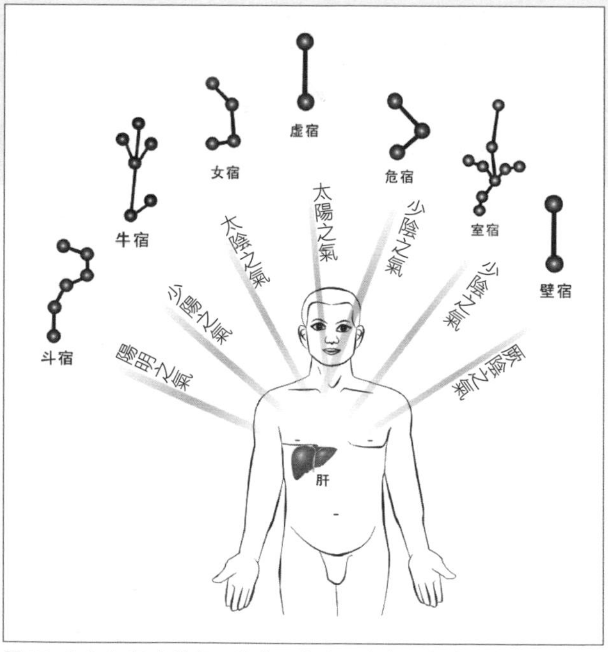

圖17 北方七宿（斗宿、牛宿、女宿、虛宿、危宿、室宿、壁宿）分別傳氣啟動人體的肝經。

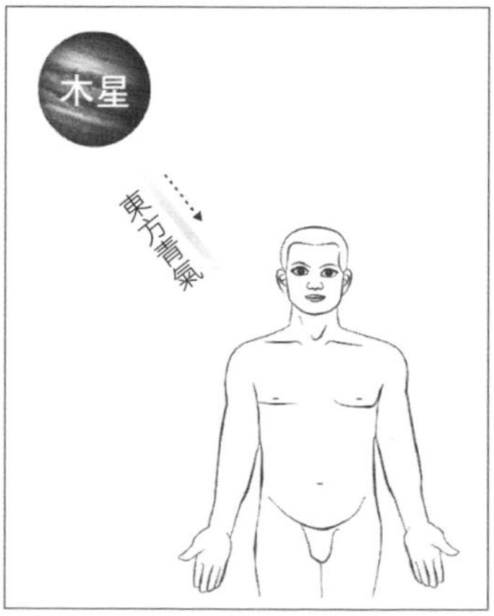

圖16 木星下傳青氣給肝。

4

北方七宿傳精送寶完畢後，木星又來執政，下傳木星眞氣給肝，使得肝氣旋轉。此外，木星也給肝傳相、傳陰陽、傳五行及下傳信息物質（見圖18），這時約是凌晨二時二十分左右。木星本身有一圈暈，輕盈地進行逆時針運動

5

然後，木星下傳的眞氣和肝同步運動（見圖19）。

木星暈環

木星與土星一樣也有光環，圍繞著木星旋轉。木星環是由大量塵埃及黑色的碎石組成，不反光，肉眼無法看到。木星光環包括亮環、暗環及暈三部分，亮環在暗環外邊，暈為一層極薄的塵雲，將亮環及暗環包圍起來。

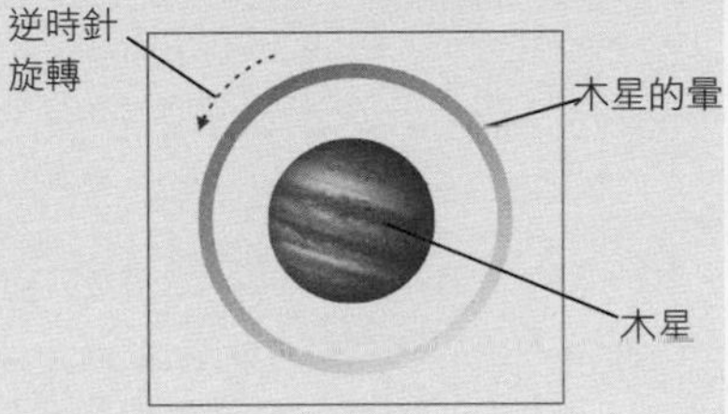

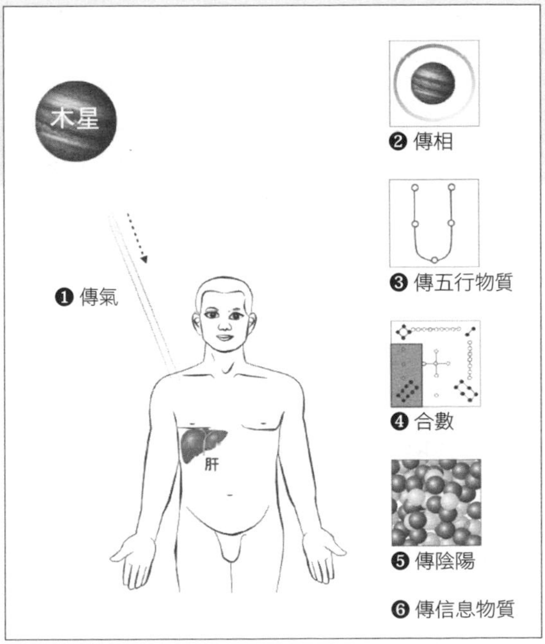

圖18 木星傳氣、傳相、傳陰陽、傳五行及下傳信息物質給肝。

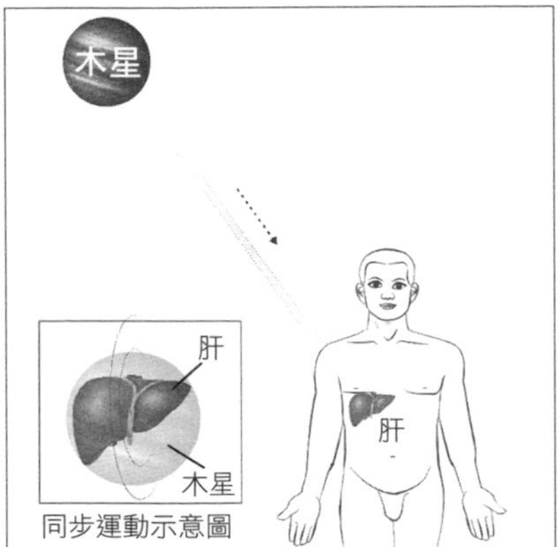

圖19 木星下傳的真氣和肝同步運動。

6

在北方七宿和木星的親切關懷下，肝已經把好東西吃飽了。這時，肝臟透過氣道傳氣給心臟（見圖20）。

7

接下來，人體中進行一個較長時間的眞氣大循環：肝傳氣給心↓心傳氣給腎↓腎又傳氣給肝↓肝又傳氣給心（見圖21）。把這個過程的氣道畫出來，活像一個鍋爐房的管道。

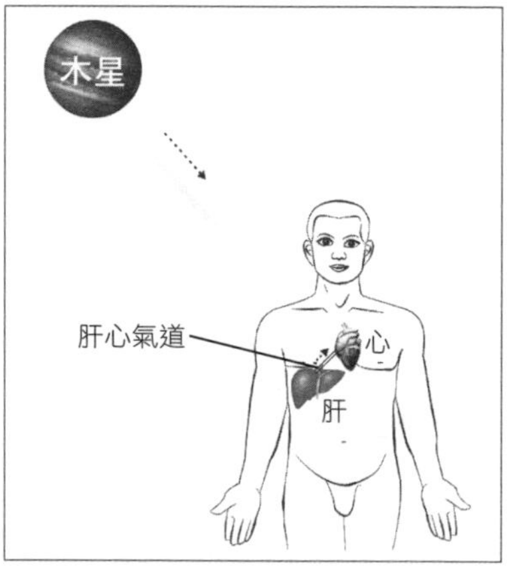

圖20 肝臟透過氣道傳氣給心臟。

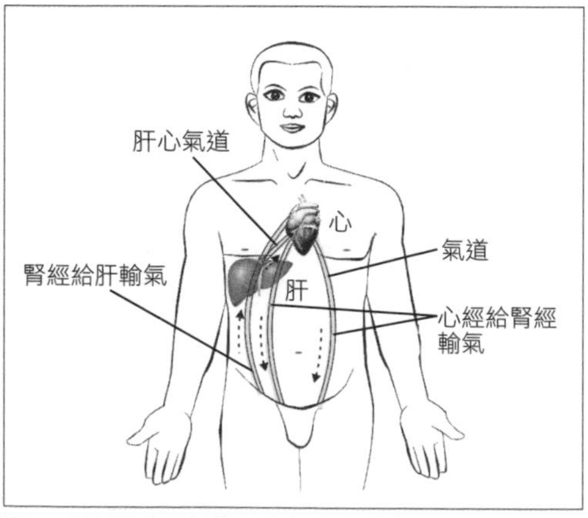

圖21 透過氣道的輸送，真氣在人體中大循環：肝傳氣給心→心傳氣給腎→腎傳氣給肝→肝傳氣給心。

8

在這樣的運動折騰下，大腦能休息嗎？大腦上的百會穴開始運動旺相，百會穴和人的心臟同時同軸進行旋轉。

9

接下來發生的事情，我就說不清了。先是水星把眞氣傳相給心，並與心臟同位同步運動。一個水星眞氣在心臟運動，已經很神奇了，又來了個木星眞氣，也擠進心臟。也就是說，水星和木星同時在心臟同步同位運動（見圖22）。

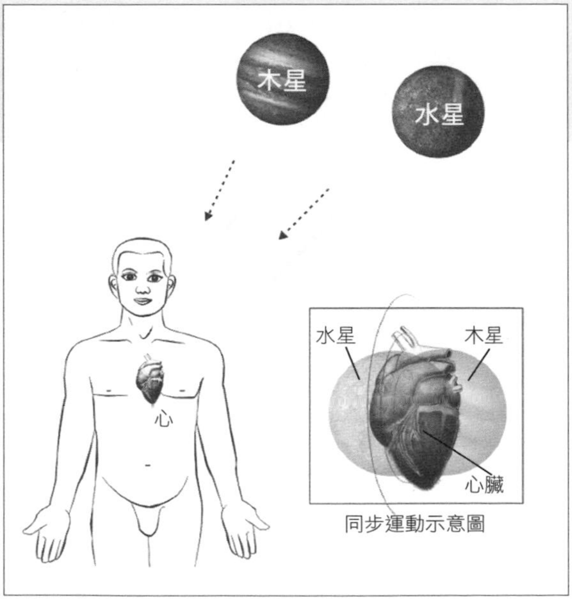

圖22 水星和木星分別把真氣傳相給心，並與心臟同位同步運動。

10

心、肝、命門通氣：同步同位運動的結果，就是人的心、肝、命門三者通氣（見圖23）。

11

最後肝氣上行，直達雙目，此即中醫典籍所說的「肝開竅於目」（見圖24）。

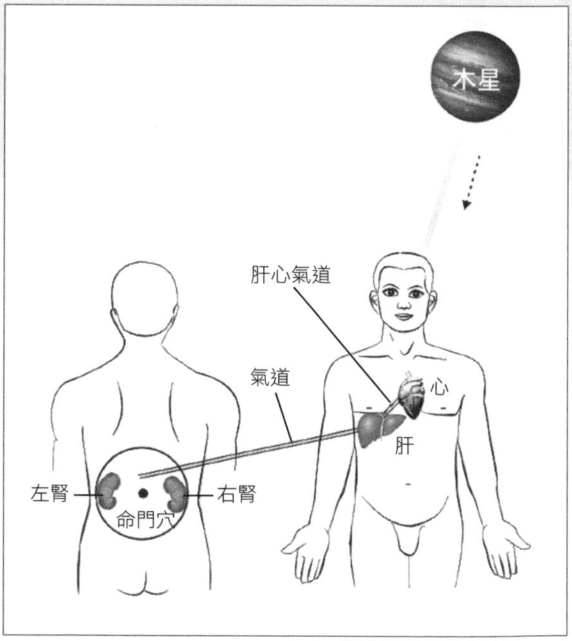

圖23 心、肝、命門通氣。

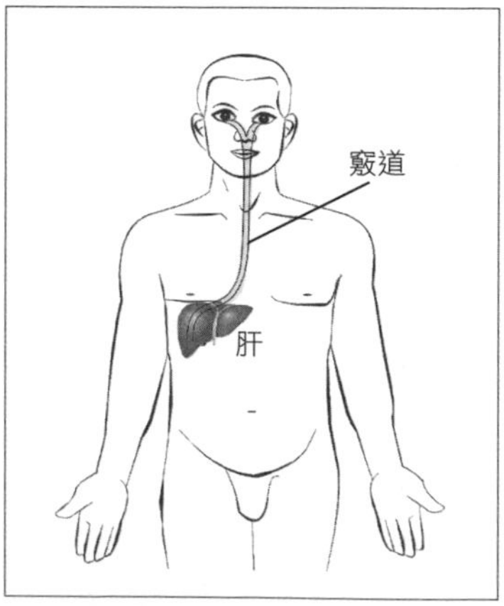

圖24 肝氣上行，直達雙眼。

【卷五】◆

手太陰肺經觀察

《黃帝內經》提到「肺生於右」，原因何在？這當然和十二經的運行有關。當肝經運動了兩個小時，到了凌晨三點左右是肝最旺相之時，在內證狀態下可以觀察到肝膽同時旺相，並啟動了肺經。肺經因肝膽旺相而運動，確實是肺生於右。

但這絕對不是人體中唯一一種肺生於右的方式。可能恰恰相反，肺生於右的方式有很多種，而且有多個層次。以下是筆者觀察肺經的真實記錄，可以印證「肺生於右」的理論。

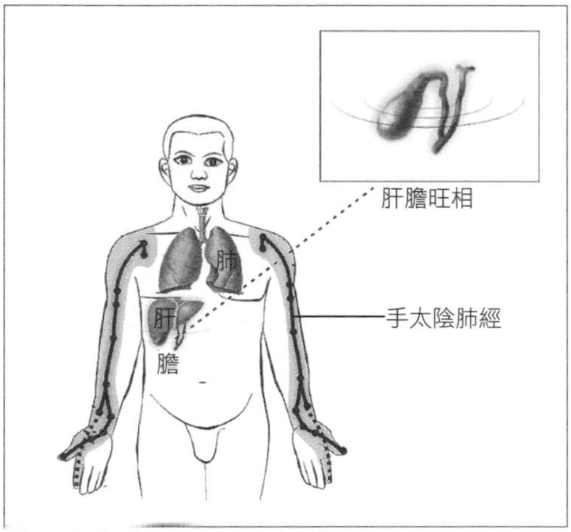

圖1-1 肝膽啟動肺經。

我的觀察筆記

肺經㈠

觀察時間：二〇〇七年五月十三日凌晨約三時到五時

肝膽啟動肺↓肺生於右↓右肺旺相↓心臟旺相↓整個肺經啟動↓肺開竅於鼻↓肺氣下傳↓腰有九宮↓魂門震動↓肺傳氣給腎↓肺傳氣到命門↓靜寂。這是一次肺經旺相兩個小時的完整觀察記錄。

1

膽旺相，透過啓動魂門穴，進而啓動左肺（見圖1）。

2

右肺旺相，震動、發亮，與腎相通。在這個過程中，心臟也曾旺相五分鐘左右，形狀如帶梗的玫瑰，傳來微香（見圖2）。

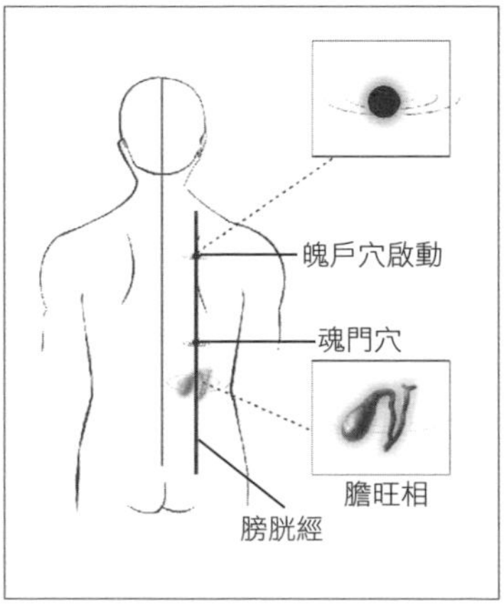

圖1 膽旺相，進而啟動左肺。

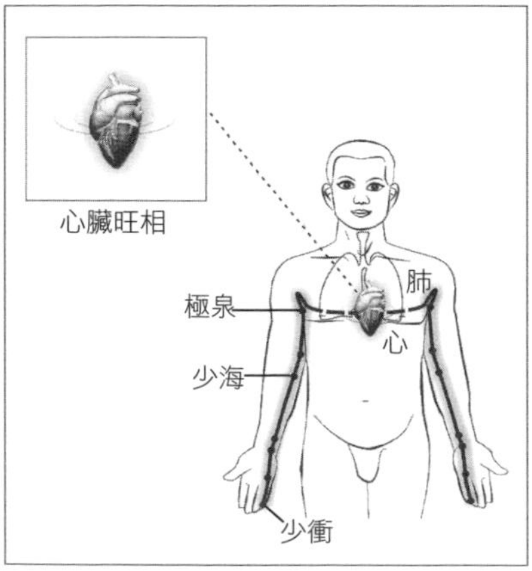

圖2 心臟及心經旺相。

3

接著啓動整條肺經（見圖3）。

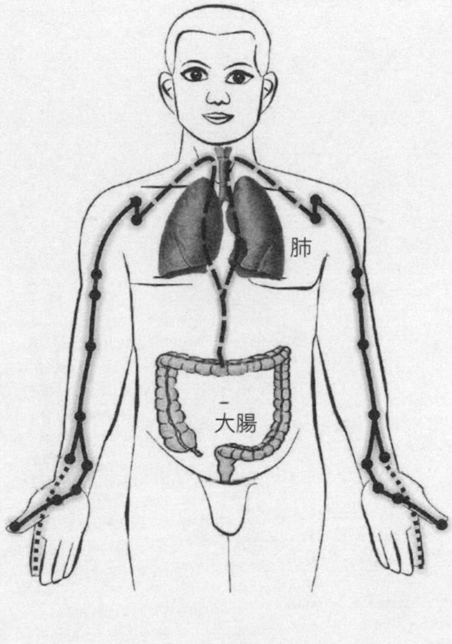

圖3 整條肺經旺相。

4

右鼻孔尖偏右處有一金色的小圓圈在運動，右鼻尖下、人中右邊則有一小黑圓圈也在同時運動（見圖4）。

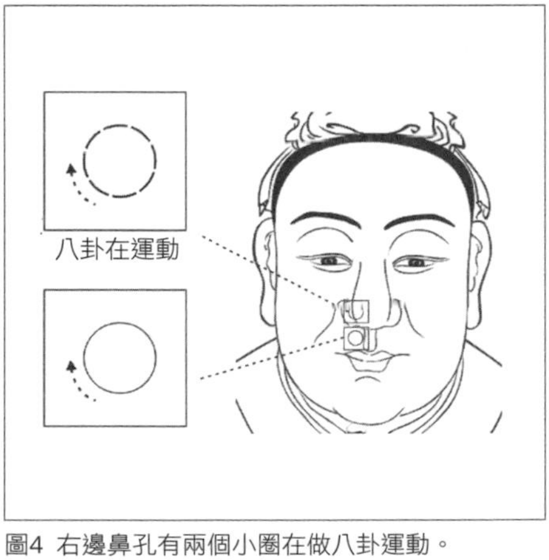

圖4 右邊鼻孔有兩個小圈在做八卦運動。

5

肺經之氣通陰莖，分布於左右，並在下腹生成倒水滴形的結構（見圖5）。此外，也在腰部位置顯現九宮結構（見圖6），這是我們老師以前就曾形容過的。

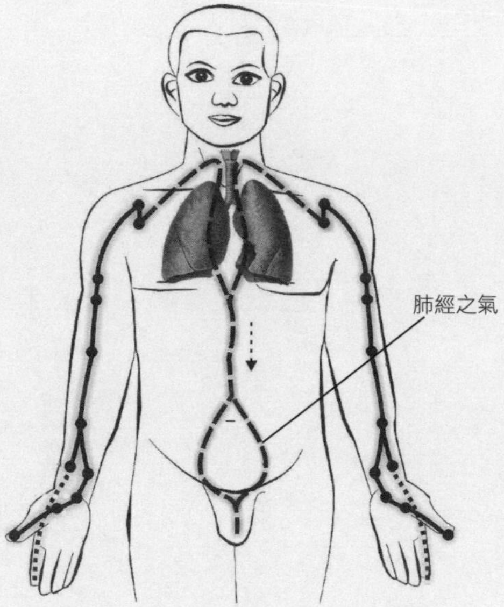

圖5 肺經之氣下傳，分布於陰莖左右。

6

魂門穴震動二至三次（見圖7），右肺震動，肺臟全亮。

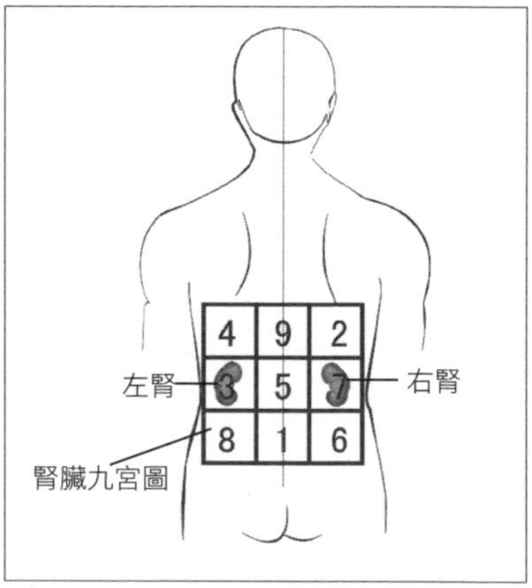

圖6 腰部位置顯現九宮結構。

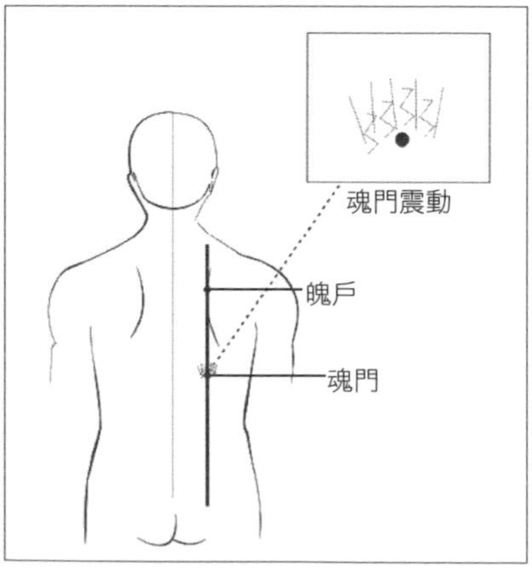

圖7 魂門穴震動二至三次。

7

肺臟透過氣道，傳眞氣給腎臟（見圖8a）。肺臟眞氣下傳到命門（見圖8b）。

8

鼻子邊的小圓圈一直在運動著。右鼻孔呼吸，左鼻孔不呼吸。

9

最後十分鐘一切歸於寂靜。看向窗外時，下弦月閃耀著金黃色光芒。

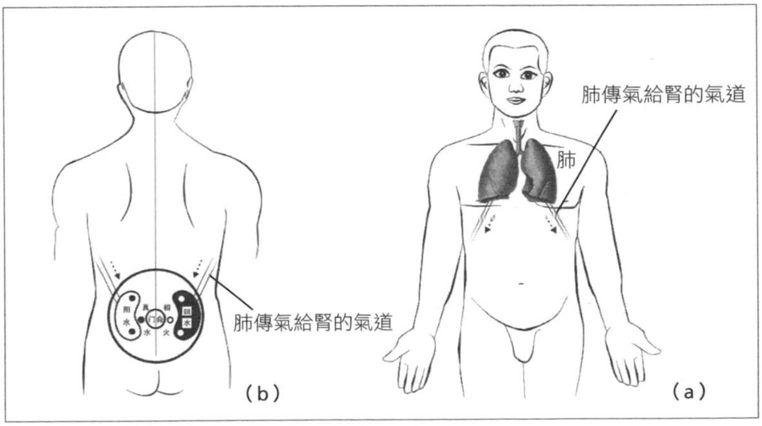

圖8 肺臟透過氣道，將真氣送往命門，肺腎相通。

我的觀察筆記

肺經(二)

觀察時間：二〇〇七年十一月十六日凌晨三時到五時

西方金氣入通於肺↓肺旺於右↓西方金氣傳肺↓西方金氣入臍↓金星真氣入臍↓西方金氣入曲骨↓金星傳氣給臍及百會穴↓肝氣旋轉↓七魄顯現↓金星和虛宿同照↓鼻面竅旺相開合↓心臟現七十二候井穴↓金星和水星在心臟合氣運動↓肺心腎傳氣↓命門竅旺相↓肺傳氣給腎↓四宿照肺。這是一次對肺經的完整觀察記錄，於凌晨三時開始觀察。

1

西方白色金氣，略雜黑，從空中入右肺。更具體來說，西方白氣是從右乳直向右方的稍上一穴旋轉進入（見圖9），查此穴爲淵腋穴。白色金氣在肺中分成多個分支進入。這是「肺生於右」的另一個解釋。

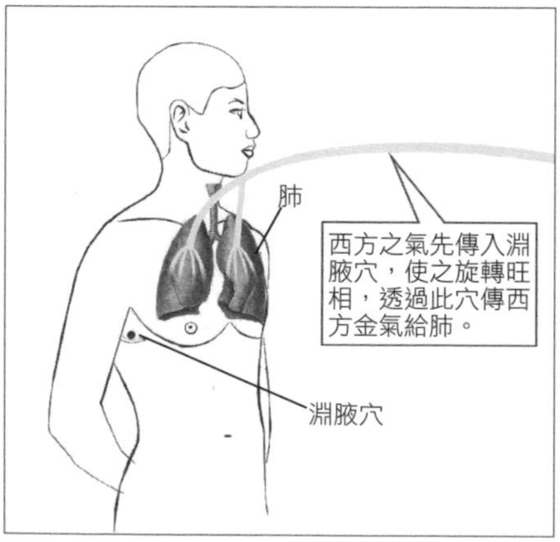
肺
西方之氣先傳入淵腋穴，使之旋轉旺相，透過此穴傳西方金氣給肺。
淵腋穴

圖9 西方白色金氣從淵腋穴進入右肺，並在肺中分成多個分支進入。

2

白色的西方金氣從肚臍進入，臍部眞氣高聳如塔。接氣，西方金氣和人體氣交（見圖10）。

3

七政（日月五星）之一的金星眞氣直射人體，並繞著肚臍做逆時針旋轉（見圖11）。

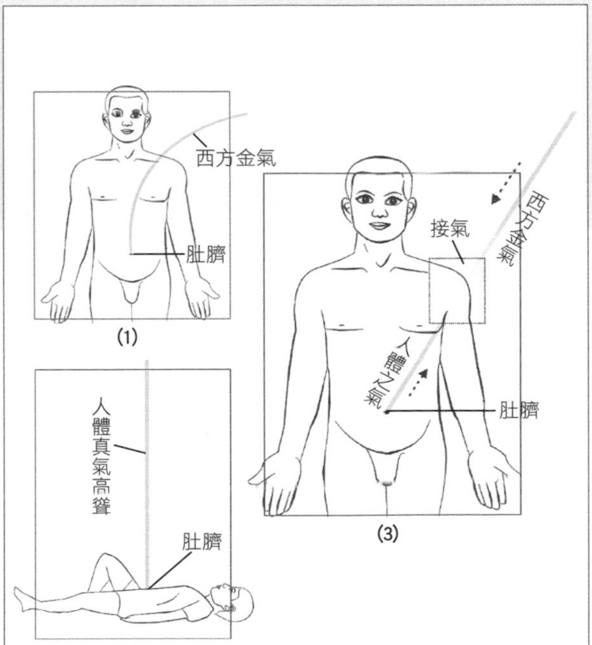

圖10 西方的白色金氣入臍。

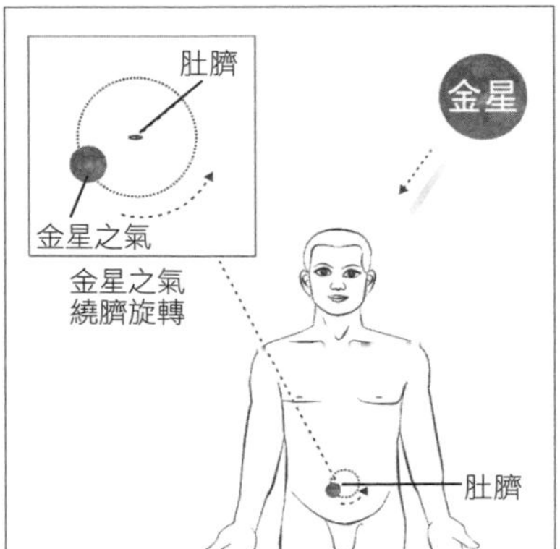

圖11 金星真氣繞臍旋轉。

4

西方金氣從恥骨進入人體，由任脈直上入肺，接著再往上傳到大腦（見圖12）。

5

金星眞氣在肚臍、百會穴同時以逆時針旋轉（見圖13），並帶動肝氣旋轉。

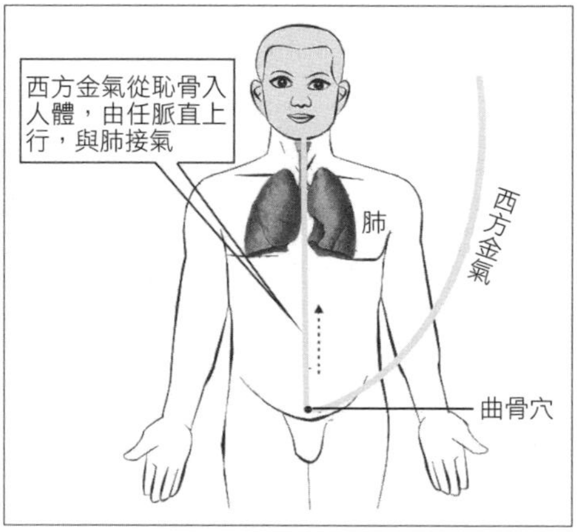

圖12 西方金氣從恥骨進入人體。

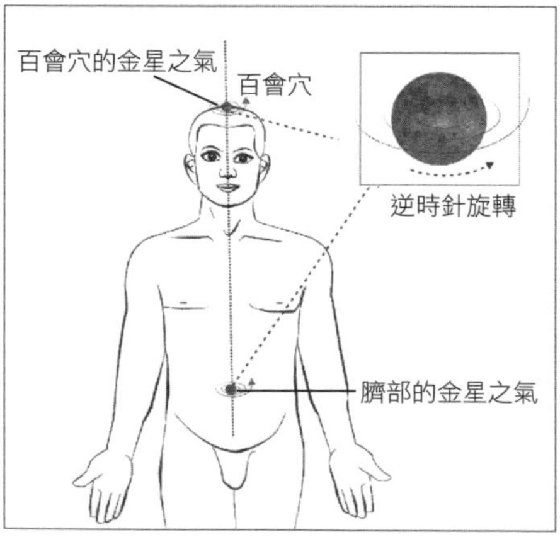

圖13 金星分形運動。

6

肺臟顯現七魄，七魄是七種眞氣，各有具體形象。（關於七魄形象，可參見上冊卷十三229頁）

7

鼻和面部的眾多竅位顯現（見圖14）。

8

接著是四時三十分至五時此一時段的觀察結果。首先是心肺合一：七十二候穴顯現（見圖15）。

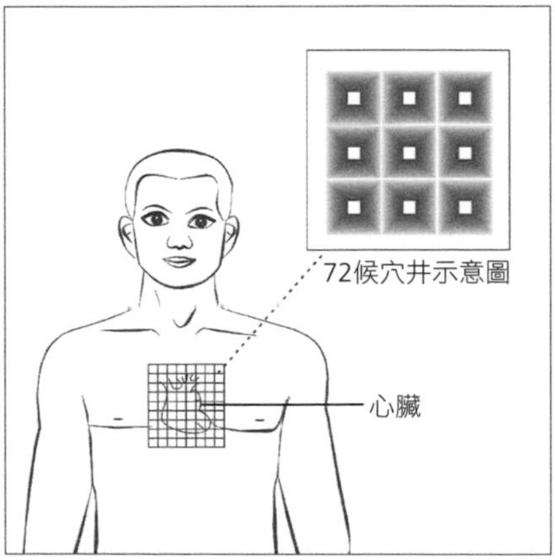

圖15 七十二候穴穴井。

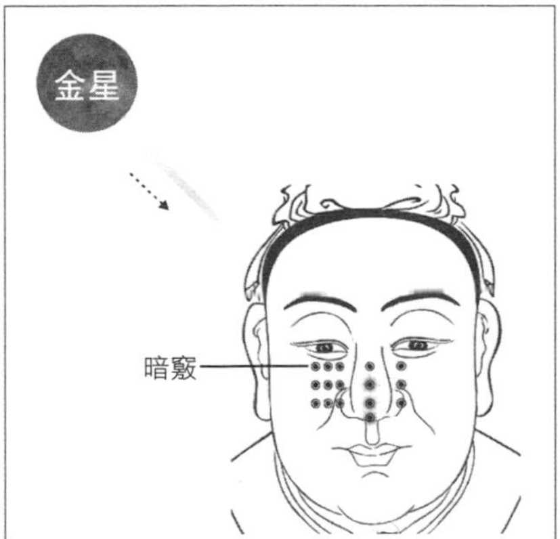

圖14 鼻及面部竅位開合。

9

金星眞氣在水星眞氣表面進行逆時針旋轉（見圖16），作用爲何，我也不清楚。水星眞氣大，而金星眞氣小，二氣在心臟統一。先是金星在水星表面逆時針旋轉，然後是金星眞氣繞水星眞氣一周；二氣合；旋轉。

10

水星和金星眞氣在心臟合一後，心臟再傳氣給腎臟及命門（見圖17）。命門穴發光（見圖18）。

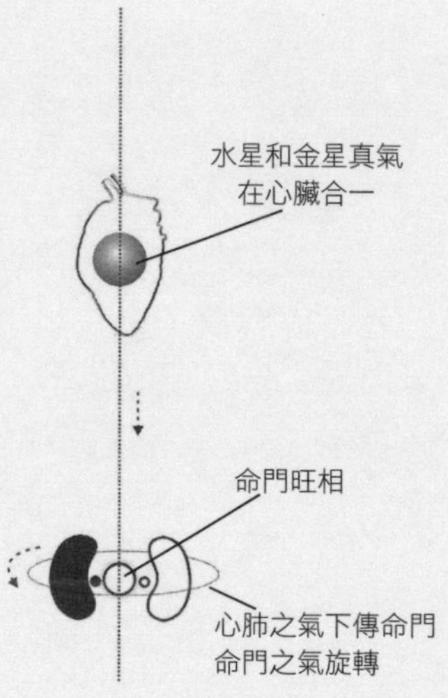

圖17 肺與心臟的氣傳到腎臟及命門。

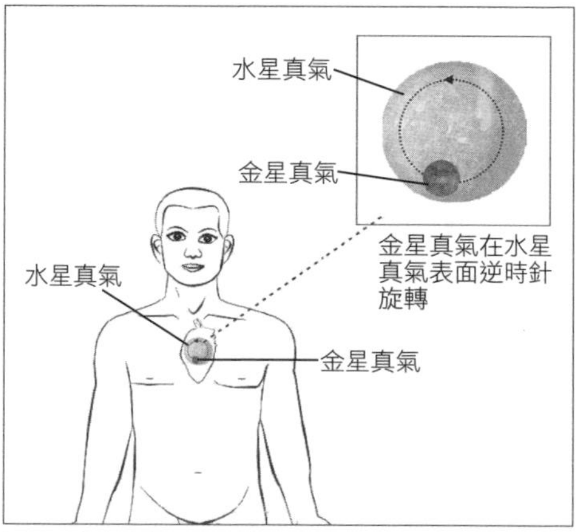

圖16 金水合氣：金星真氣在水星真氣表面進行逆時針旋轉。

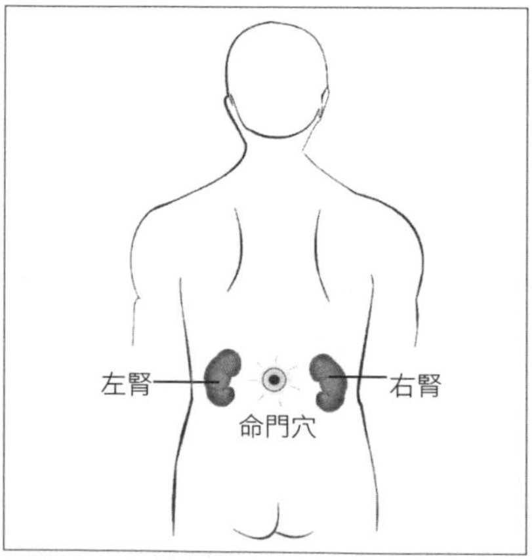

圖18 命門穴發光。

11

肺臟傳氣給腎臟及命門。但此次所用的氣道不是前面的那一條，而是一條主氣道（見圖19）。傳氣的過程看起來很美，近乎藝術。

12

四星合氣：金星、水星、壁宿、室宿合氣，一起傳氣到人體（見圖20）。

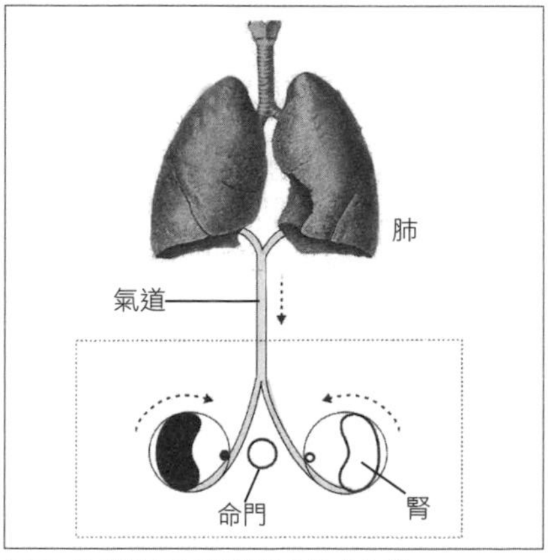

圖19 肺臟傳氣給腎臟所走的主氣道。

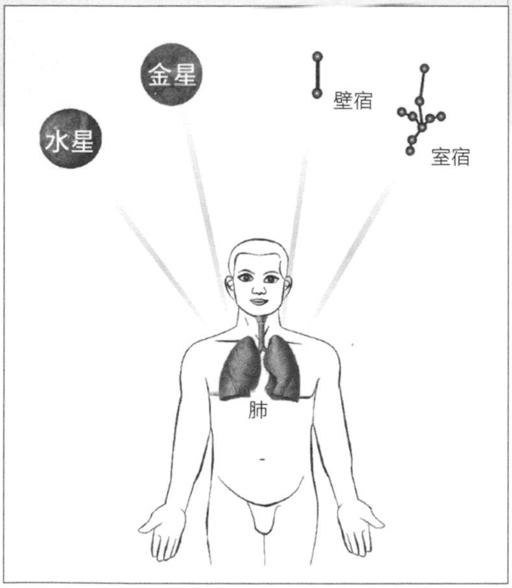

圖20 金星、水星、壁宿、室宿一起下照，傳氣到人體。

【卷六】◆

手陽明大腸經觀察

我的觀察筆記

大腸經

觀察時間：二〇〇七年十月二十八日早上五時至七時

奎宿射盲腸↓奎宿射闌尾↓奎宿照降結腸↓大腸產藥↓奎宿傳真氣↓奎宿巡大腸↓昴宿巡大腸↓婁宿巡大腸↓胃宿布真氣於三焦↓胃宿巡大腸↓昴宿巡大腸↓畢宿巡大腸↓觜宿巡大腸↓參宿降參氣↓參宿巡大腸↓大腸入寂。每天早上五時至七時是手陽明大腸經旺相運動的時間。這次觀察時間雖然長達二十四小時以上，但這裡只記錄早上五時至七時對大腸經的一個完整觀察。

1

時值秋季，天上西方七宿值日。早上五時，大腸經的氣本身就很茂盛。當值的奎宿光照在大腸右側盲腸處的某個穴位（見圖1），但我不知這個穴位是什麼名字。

2

奎宿下照闌尾，闌尾觀察起來，形狀像一根羽毛，在闌尾中下段有一穴。此時這個穴位旺相。

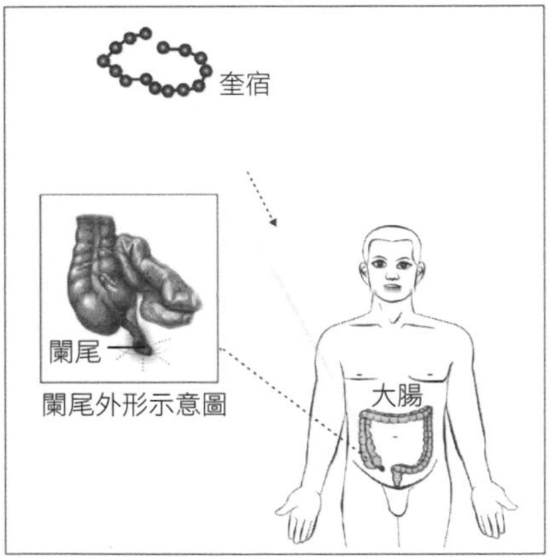

圖2 奎宿射闌尾。

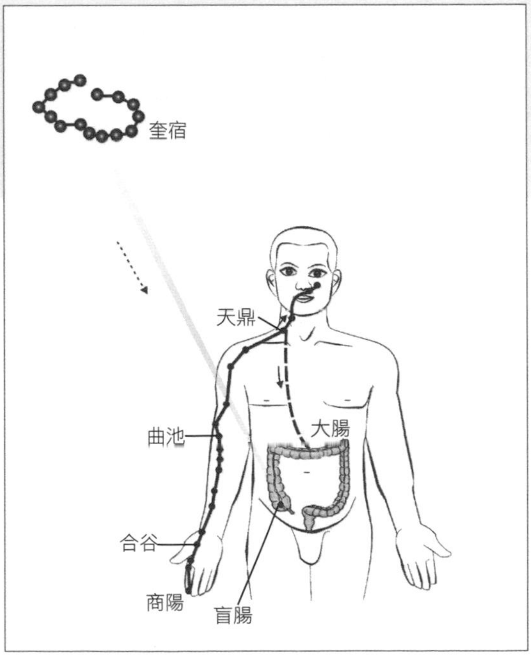

圖1 奎宿光直射盲腸。

3

奎宿的光直接射入降結腸上的某個大穴。

4

這時大腸和整個小腹眞氣瀰漫沸騰，看起來就像老式船上的煙囪。在大腸的橫結腸中間，慢慢產出一些青中出白、形狀像豆芽之類的藥（見圖3）。

5

奎宿傳遞五行物質給大腸經，所傳的東西屬於陽明之氣。奎宿眞氣屬於陽明，難怪奎宿會對於同屬於陽明之氣的大腸經情有獨鍾。奎宿也爲大腸經傳遞信息物質約一分鐘，時間大約是五時四十分（見圖4）。

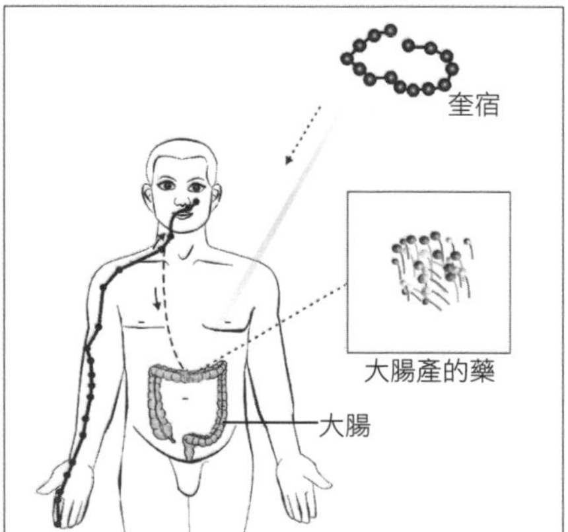

圖3 大腸產藥。

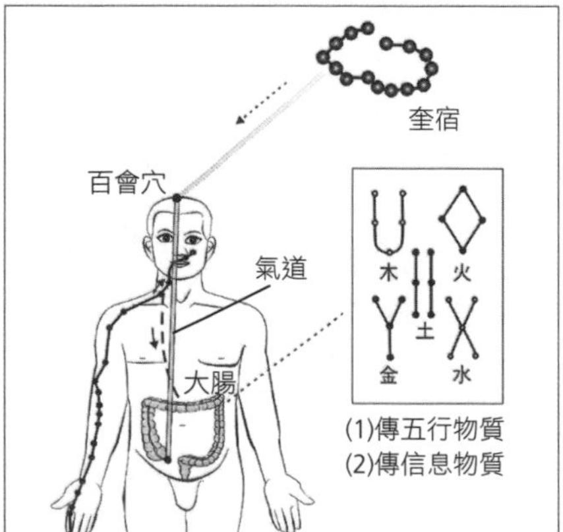

圖4 奎宿傳遞五行物質及信息物質給大腸經。

6

奎宿點穴：奎宿的光氣像一枝細箭，又像一束閃電，從大腸的右下側盲腸處開始，從大腸的暗竅和穴位開始，一個一個地順時針在大腸上慢慢照一圈（見圖5）。所點的最後一個穴位在陰莖根上，想必對男人很重要吧。所點燃的，當然是陽明之氣。

7

昴宿的太陽之氣也從盲腸處開始，從右到左繞大腸勻速轉一圈，運動速度約每秒三至五公分。所謂「太陽之氣」，是指昴宿光氣和太陽一樣，屬於三陰三陽的太陽一類（見圖5）。這就是大腸曬太陽的方式。

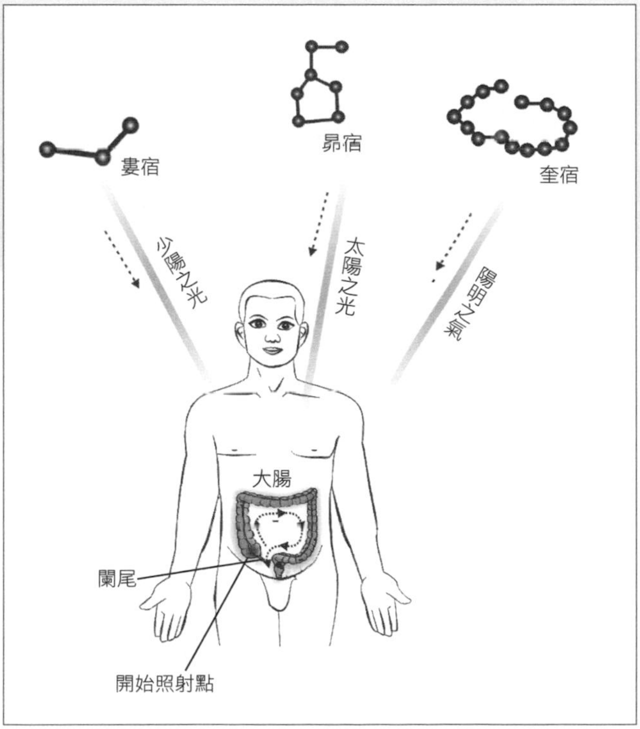

圖5 奎宿、昴宿、婁宿巡大腸：三個星宿的光氣從大腸的右下側盲腸處開始，輪流照射一個個暗竅及穴位，以順時針方向在大腸上慢慢照一圈。

8

婁宿的少陽之氣，莊嚴地繞大腸運行一周（見圖5）。路線和奎宿、昴宿一模一樣。

9

胃宿布氣：胃宿確實特別，對人更是體貼入微。胃宿的氣是厥陰之氣，深黑色，先是給三焦布氣，從上焦、中焦到下焦，待三焦黑氣行遍，黑氣裝滿才停止（見圖6）。然後，才慢慢地像前面星宿一樣圍繞大腸，從盲腸開始到直腸，以順時針方向用眞氣巡行大腸。除了母親和那拚死也癡情愛你的女子，問世間，還有像星星這般愛我們的人嗎？

10

胃宿繞行大腸，胃宿的光氣也入脾胃，爲中正之氣（見圖7）。

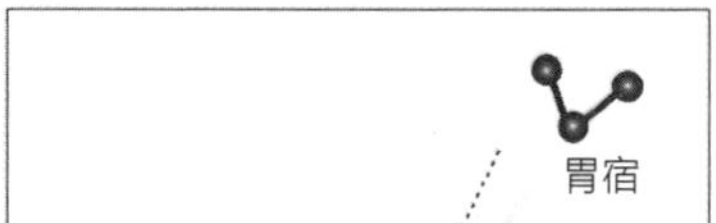

圖6 胃宿布氣三焦。

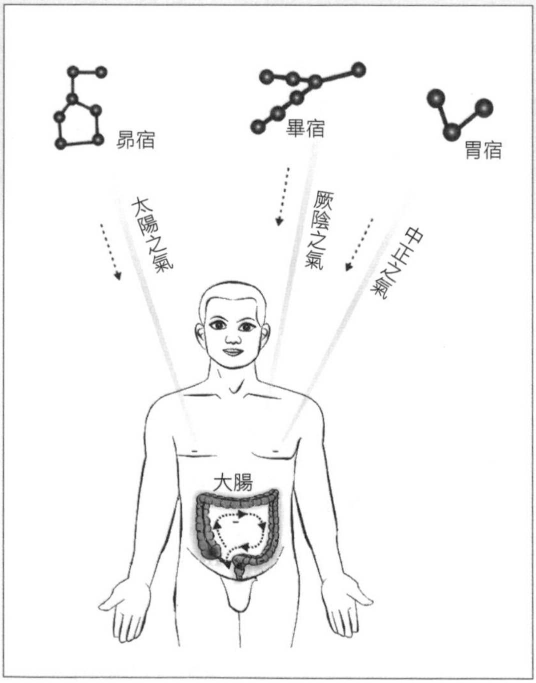

圖7 胃宿、畢宿及昴宿巡行大腸。

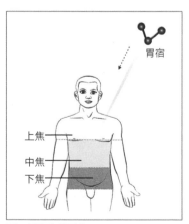

11

昴宿用太陽之氣再轉大腸一圈（見圖7）。昴宿對人眞是情深意濃，人類無以爲報啊。

12

畢宿下傳給大腸的是厥陰之氣，它的光氣位置極低，光焰短而亮，好比在近處用小手電筒照著字看（見圖7）。星宿也知道，要貼近我們的身心。

13

觜宿眞氣在大腸逆行：前面所提到的西方七宿的眞氣運動，所有星宿眞氣全是順時針在大腸運行，像耕地，像巡邏，像傳播種子，像種植光明，像世間最熾熱的愛。但是觜宿，卻是逆時針運行。觜宿的眞氣光照從肛門開始，逆行從左向上，再向右轉一周，最後到達盲腸結束。令人想起老子的話：「道者反之動」。觜宿的眞氣屬於太陰之氣，如月亮之氣，其光氣逆行，如父兄的良言苦口，逆而有用。

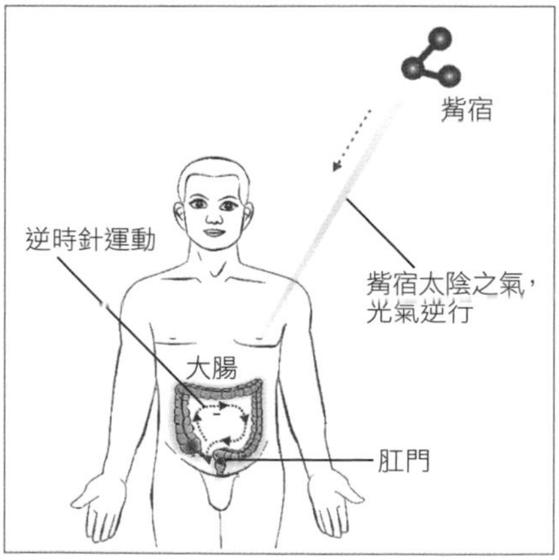

圖8 觜宿真氣以逆時針方向繞行大腸。

14

現在輪到西方七宿的最後一個星宿參宿。筆者經過數次觀察，發現參宿眞氣是很濃的黑色，比墨汁更濃更黑，顏色只比胃宿的墨黑氣淡一些。此時，終於輪到參宿爲人類送寶了。參宿的眞氣如煙如墨如神光，飽含著無數無名的十全大補，如漫天大雪下行降到大腸（見圖9）。（爲何要把西方七宿的最後一個星宿，叫作參宿呢？人參長在極北的北方，是大補；而參宿同樣住在北方天空的宇宙裡，總愛給人類降下一些黑色的營養品和保健品。）

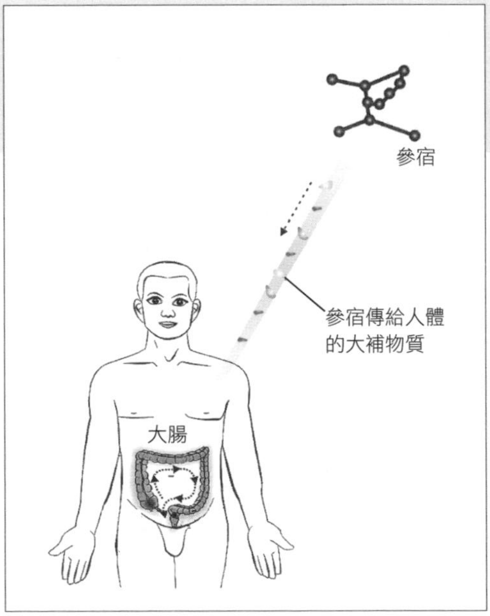

圖9 參宿下降有益身體的參氣。

15

參宿先是爲人體的大腸降下了好大一陣子的天上人參大補，然後其眞氣光（屬於少陰之氣）再繞著大腸從右到左轉動一圈（見圖10）。

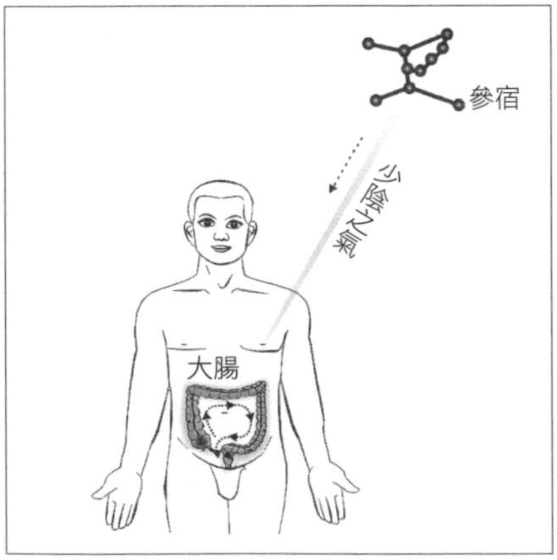

圖10 參宿的少陰之氣繞著大腸順時針旋轉。

16

奎宿下射光給大腸，整個小腹一片金黃，如焰如焚，太陽之氣熾盛（見圖11）。最後在金黃的燦爛中寂滅。（寂滅不是我亂謅出來的。人體十二經運動嚴格遵守時間紀律，當一經快運動完二個小時接近結束時，其經氣機旺相熾烈，觀察不到其他經絡和臟腑運動。然後，像一場盛大莊嚴的演出要謝幕了，人體這個舞台上的光慢慢變暗，然後變黑。沒有任何一經運動，歸於入寂。這個過程大約要用到三至五分鐘。）

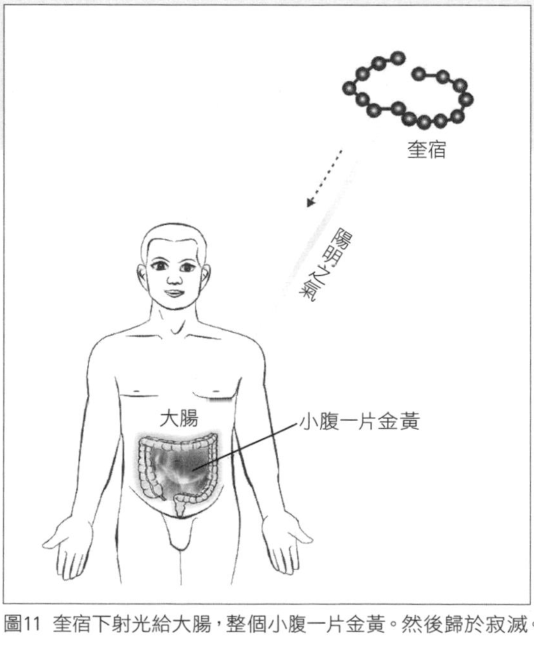

圖11 奎宿下射光給大腸，整個小腹一片金黃。然後歸於寂滅。

【卷七】

足陽明胃經觀察

左右兩條胃經（足陽明胃經）往下延伸到腳，稱為陽明，是因為胃經的正氣是陽明氣，這種陽明氣，在三陰三陽之氣中排在陽氣第二，至陽之氣是太陽，陽明次之，陽氣最淡稀的則為少陽。三者有明顯差別，但本質一樣，全是陽玩意。

陽明氣的正氣，是稍淡一點的黃色，帶點白，「陽明」二字是用來形容陽性的光及氣的性質，我們胃中的正氣，就是陽明之氣。雖然是在我們的胃中，但是陽明之氣是天地間一種浩然正氣。我們的老祖宗，把這些氣叫真氣，當然假不了。

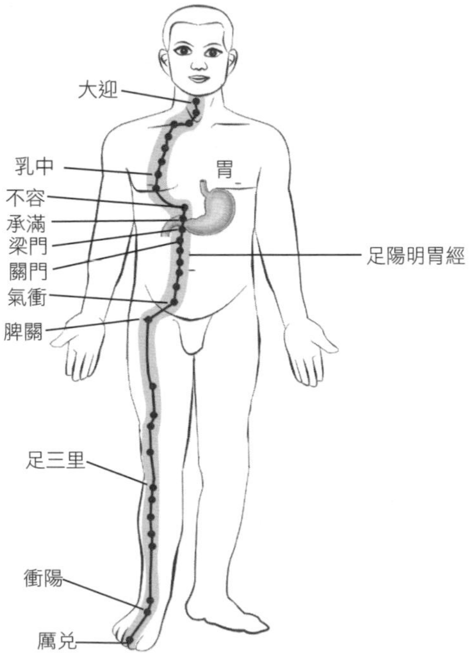

足陽明胃經圖

我的觀察筆記

胃經(一)

觀察時間：二〇〇七年五月某日凌晨

1

膽區兩個太極器官運動↓右腎氣機發動↓心腎交通↓右側胃經旺相↓右心俞震動↓右射於左↓脾受震動旺相↓胃脾心三氣相通↓左胃經啟動旺相↓胃小黑洞↓胃大黑洞↓胃黑洞內吸↓胃黑洞旋轉上升↓胃黑洞變成白洞↓胃土氣象如塔↓胃太極運動↓胃入墓示寂滅↓心腎交通↓大腦和胃交通。這一段描述是筆者連續觀察近十個小時，記錄下來從膽經到脾經的連續運動過程。胃經部分的觀察，是從早上七時到九時的胃經旺相時間，基本上觀察了胃經值日運動的全部過程。

太極器官運動：在膽囊下邊、大腸右上角，有兩個太極器官旋轉，大概位置是在右側胃經的梁門穴附近（見圖1）。足陽明胃經的啓動，是從大腸之上的這兩個太極器官開始。這兩個太極器官離膽很近，多次觀察此一區域，發現是屬於膽的管轄範圍，和膽有直接聯繫。因此，可以看成是膽啓動胃經。

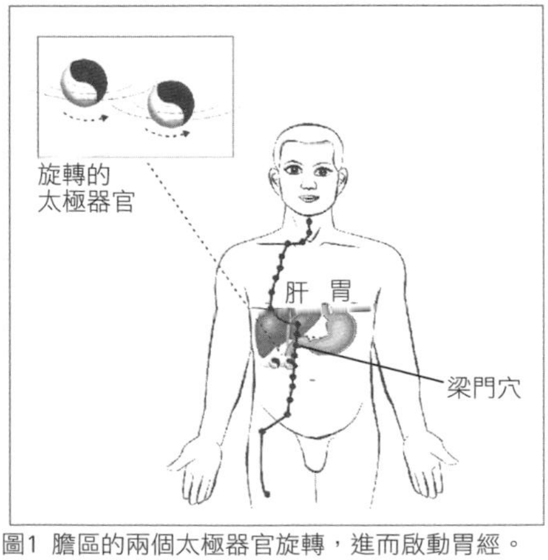

圖1 膽區的兩個太極器官旋轉，進而啟動胃經。

2

接下來，有氣機發動右邊命門，右腎氣機發動。從命門穴到心臟後面這一節通氣、旺相；這一段脊柱也貫通（見圖2）。

3

然後，才是人體右側的胃經旺相，胃經的經絡正式啓動（見圖3）。這一段過程，通常需要五至十分鐘。

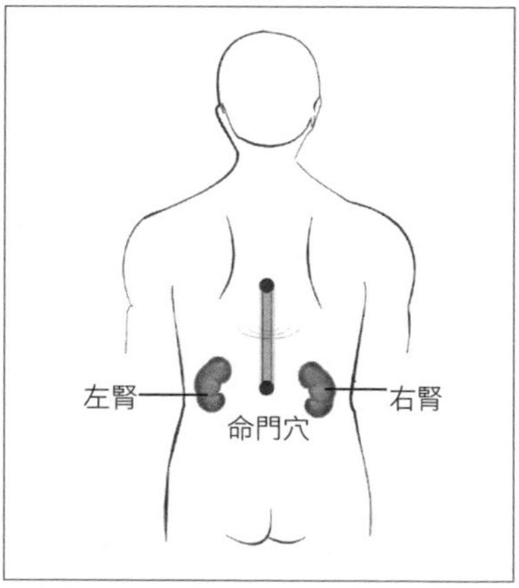

圖2 右腎氣機發動，心腎交通，從命門穴到心臟後面這一節通氣、旺相。

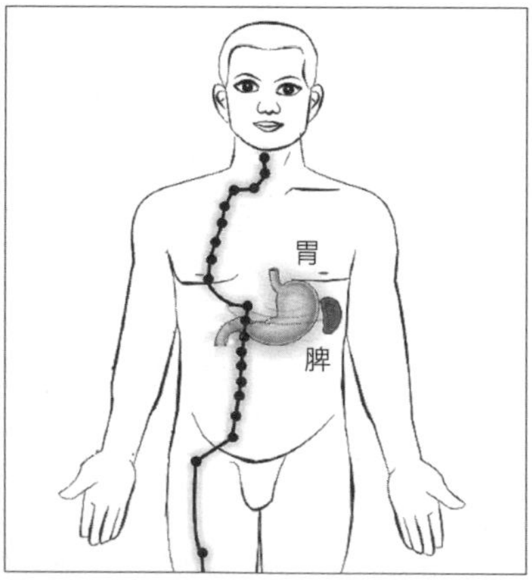

圖3 右側胃經旺相。

4

胃經旺相後，有眞氣像敲鼓一樣震動人體右側的心俞穴、神堂穴一帶（見圖4）。心俞穴，是膀胱經上的穴位。

5

幾秒鐘之後，眞氣又跳盪著，從右側的神堂、心俞，震動到左邊神堂、心俞一帶（見圖5）。

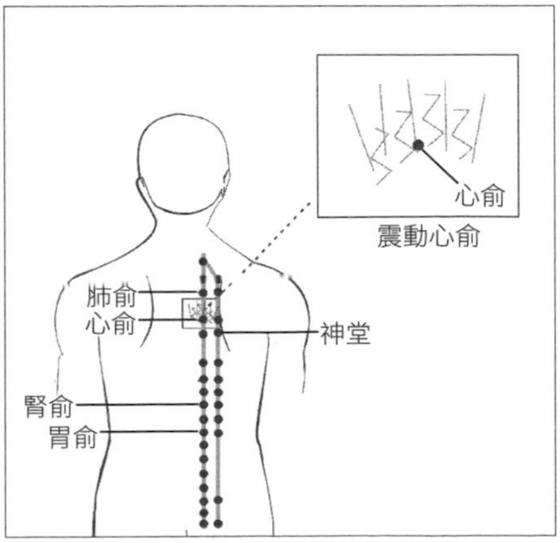

圖4 震動右側心俞。

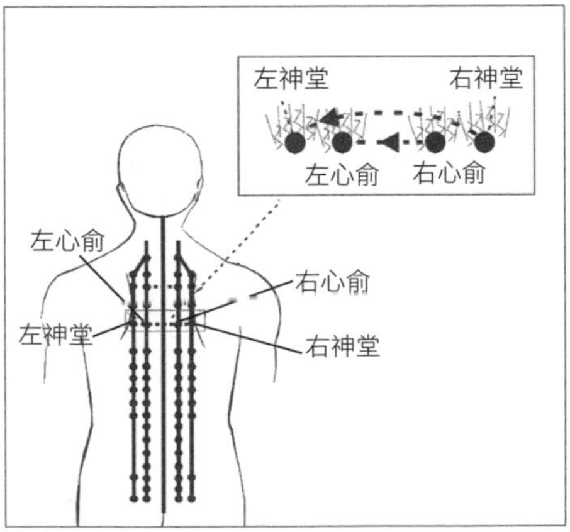

圖5 真氣跳盪，從右側的神堂、心俞，震動到左邊神堂、心俞一帶。

6

當旺相的眞氣從右邊射到左邊，這股震動的眞氣很快就到達了脾臟的大包穴。大包穴一帶有兩個氣道口，下面的氣道口入氣，而上面的氣道口出氣（見圖6）。當胃經旺相初開始時，伴隨著胃輸氣給脾，脾只入不出，沒有輸出眞氣。

7

胃腑透過氣道輸氣給脾臟。約一、二分鐘後，脾氣稍滿，脾臟再透過氣道輸氣給心臟。心、脾、胃三者之間互有氣道連接（見圖7）。

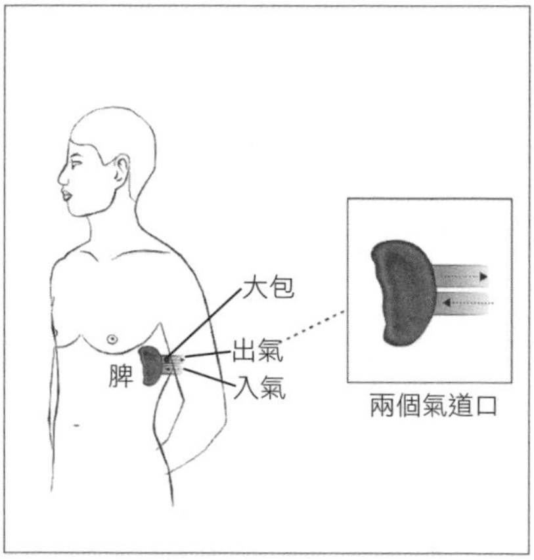

圖6 真氣震動到脾，大包穴一帶有兩個氣道口，下面的氣道口入氣，上面的氣道口出氣。

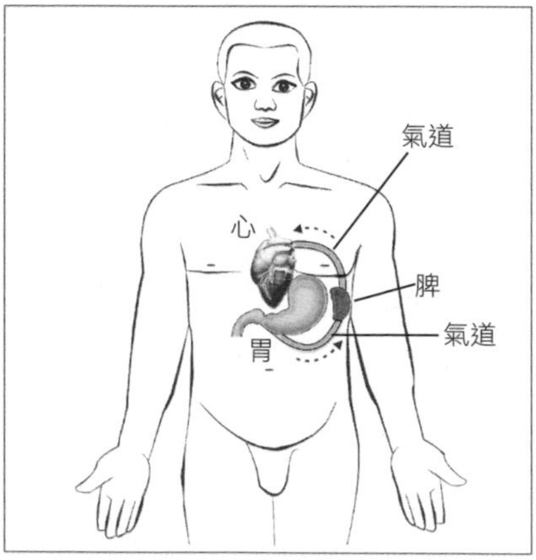

圖7 胃、脾、心三者通氣。

8

脾臟旺相，且彼此間的氣也傳輸夠了，脾臟這才不慌不忙地啓動了它左下方的胃經（見圖8），整個左右胃經旺相。這回啓動胃經可是費神了。

9

整個胃部變成一個大黑洞，此過程約十多分鐘。先是胃及胃的附近有五、六個小黑洞，大小不一。其中胃右邊的小黑洞較多，中間靠左邊的一個黑洞最大（見圖9）。這是胃眞氣運動過度造成的。

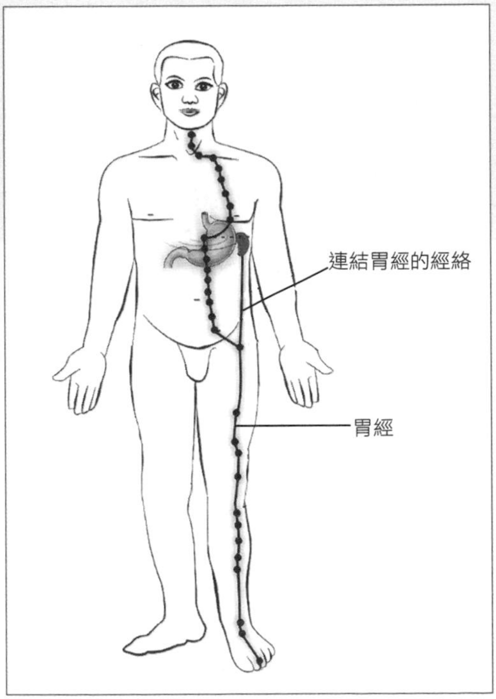

圖8 左胃經啟動。

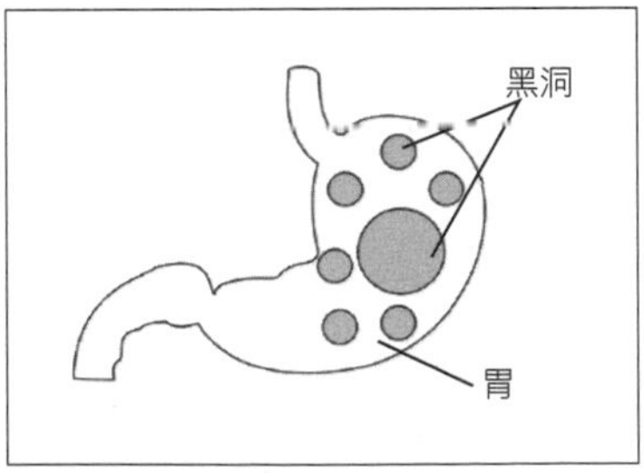

圖9 胃中出現大小不一的黑洞。

10

約一分鐘後，所有大小黑洞合成一個大黑洞（見圖10）。除了大腦之外，胃的黑洞是人體中最大的黑洞，這個黑洞又大又黑。話說回來，如果胃的黑洞不黑，哪能裝下人類吃進去的那麼多千奇百怪的東西。若是不搞出個黑洞，眞是沒有辦法處理人類裝進胃裡的這麼多垃圾。

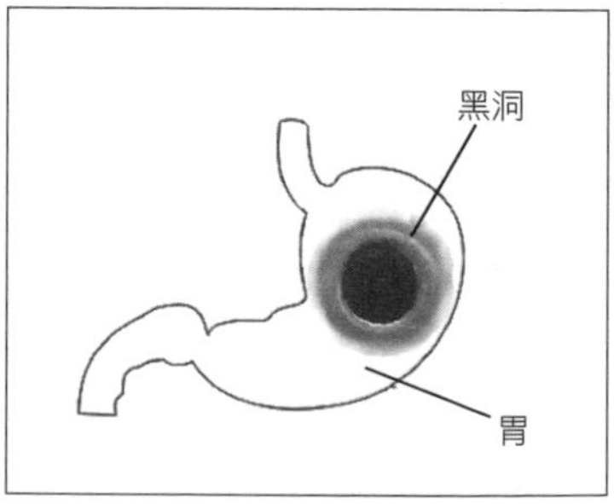

圖10 胃中所有黑洞併成一個大黑洞。

11

胃部的大黑洞旋轉，向內吸，彷彿發出嘩嘩聲（見圖11a）。接著大黑洞旋轉上升，變成了乳白色，好像是一座白色雪山的小山頭（見圖11b）。這個上升高約數寸的白色雪山，實際上還是眞氣。老祖宗說：「胃屬土，土能生金。」而五行之金是白色。然後這座小小雪山盤旋下降，重新下降爲黑洞且旋轉（見圖11c）。

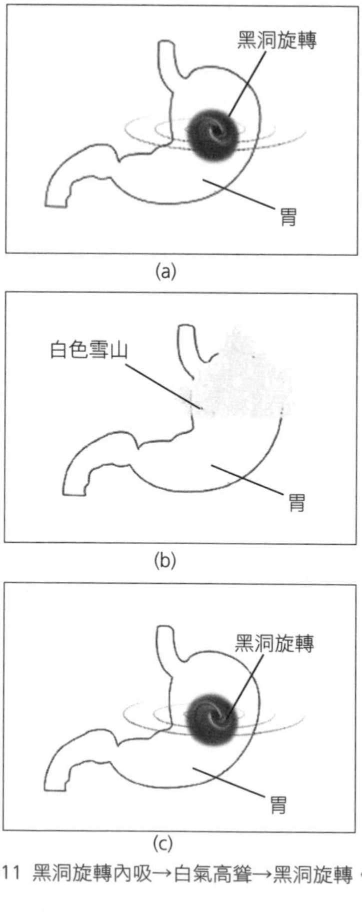

圖11 黑洞旋轉內吸→白氣高聳→黑洞旋轉。

12

黑洞一瞬間，變成了白洞（見圖12a）。接著，白洞逐漸變成一股像鑲著黃邊的塔一樣的氣，一層層聳立在胃裡（見圖12b）。然後，上升的塔又變成氣態的圓形太極（見圖12c）。稍停息一會後，胃中出現一具狀似棺材的立體結構（見圖12d），並偏左邊放置，最後這個棺材結構在脾下隱退。這類的氣態結構，我在其他時間、其他臟腑中也曾經見過。不知道這是否是胃先生在告訴我們，他今天的值日工作已經快完成了，準備要入墓休息了？

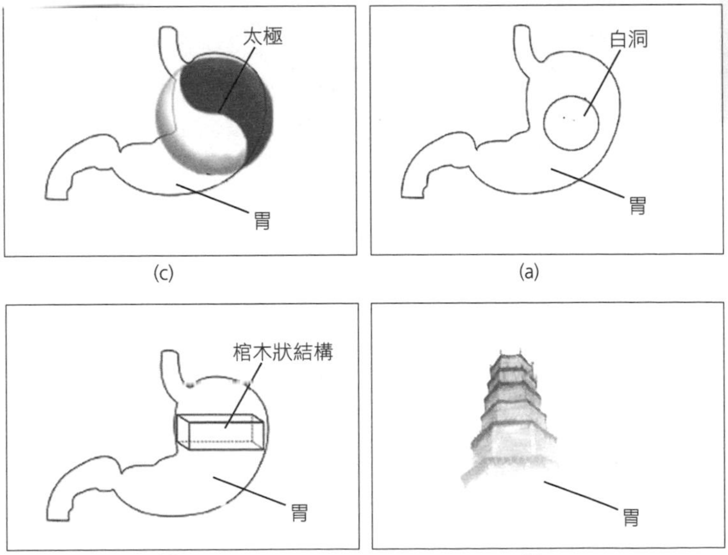

圖12 黑洞變成白洞→白洞變成塔狀的氣→上升的塔變成氣態的圓形太極→最後出現一具狀似棺材的立體結構。

13

心與腎相交接的通道聯通：心腎互通專用的這個氣道，是人體中最大的氣道。心腎通道有方形及圓形兩種象，這次出現的是方的，像一個立體走廊一樣的結構，直通心臟與腎臟（見圖13）。通道中還有黑色的小球掛在兩側，這些球狀物就是陰陽物質。

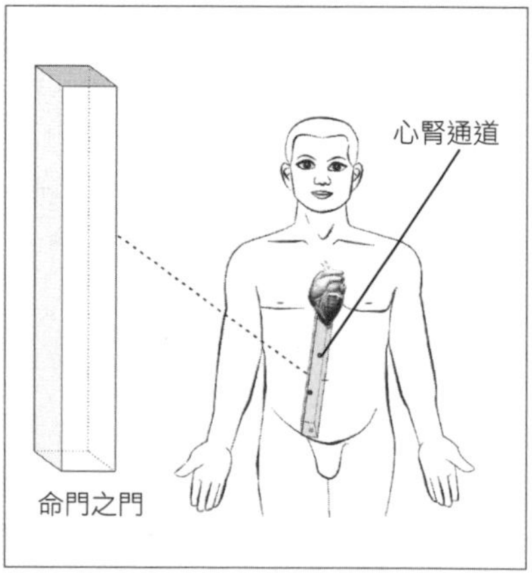

圖13 心腎通道。

14

大腦和胃聯通，大概的位置就在「修眞圖」所示的虛宮上（見圖14）。

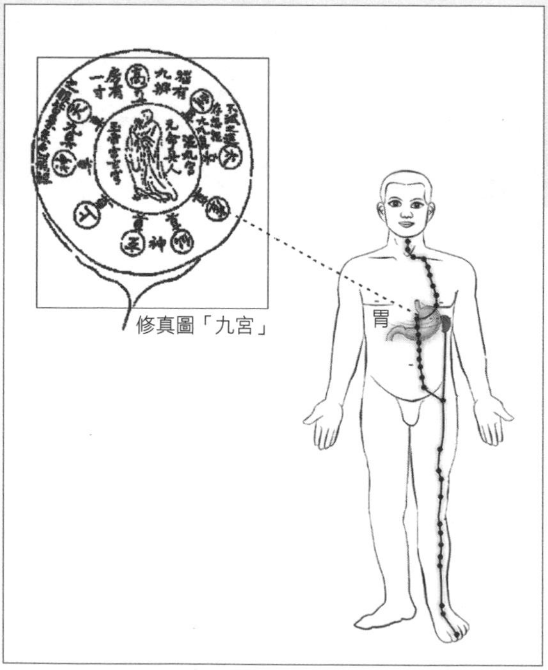

圖14 大腦九宮與胃聯通。

我的觀察筆記

胃經(二)

觀察時間：二〇〇七年十月二十四日上午七時五十分至九時

奎宿真氣射絲竹穴↓胃脾大小腸旺相↓下丹田震動↓奎宿射百會穴↓奎宿射脾經大包穴↓奎宿傳經↓胃宿傳胃精↓脾化氣入心↓脾氣入膻中穴。筆者這一次的胃經觀察，有西方七宿參與。

1

奎宿光射來自西南天空，陽明之光中泛著青色，光氣色澤略暗於太陽之氣。眞氣射絲竹穴（見圖15），且奎宿的氣在穴中轉動。先給左邊的絲竹穴傳氣轉動，再給右邊的絲竹穴傳氣轉動；右邊的力道微。傳氣時間較長，約五至十分鐘。

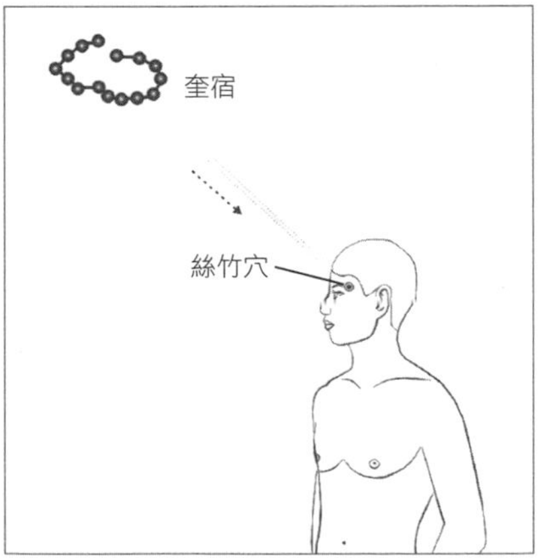

圖15 奎宿真氣射絲竹穴。

2

奎宿還眞會點穴，點了三焦經的絲竹穴，人體的胃旺相、脾旺相、大小腸旺相、心旺相，三焦一片旺相（見圖16）。看來星宿也是針灸大師。

3

下丹田旺相：下丹田氣機茂盛，旺相，震動（見圖17）。

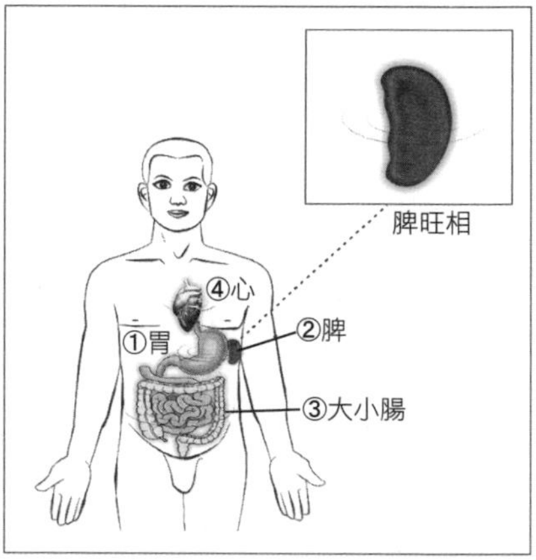

圖16 胃旺相、脾旺相、大小腸旺相、心旺相。

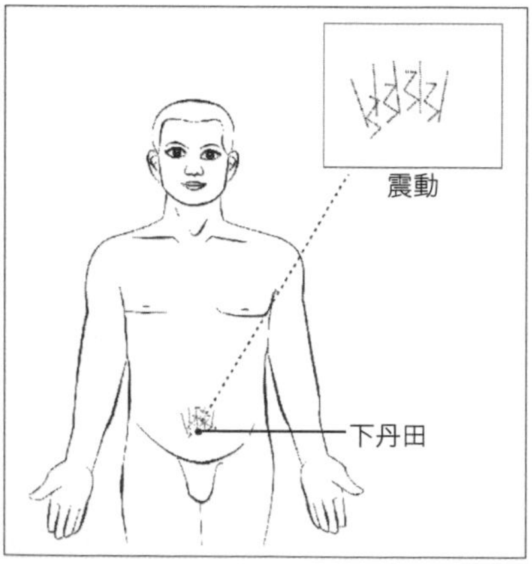

圖17 下丹田震動、旺相。

4

奎宿眞氣射百會穴，百會穴旺相。奎宿傳的眞氣，經百會穴，通過前額，然後從空中射入大包穴（見圖18）。

5

奎宿傳經：奎宿透過這條空中路線，爲人體傳經、傳信息物質（見圖19）。一開始我對星宿透過空中路線爲人體傳輸物質，還感覺到好奇。但現在想想，這些星宿本來就是在宇宙的虛空中遊蕩，空中路線原本就是它們應走的正路。

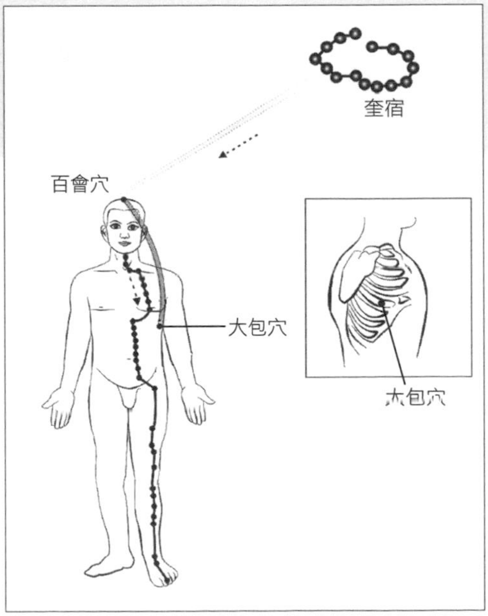

圖18 奎宿真氣射百會穴，經百會穴、前額，然後從空中射入大包穴。

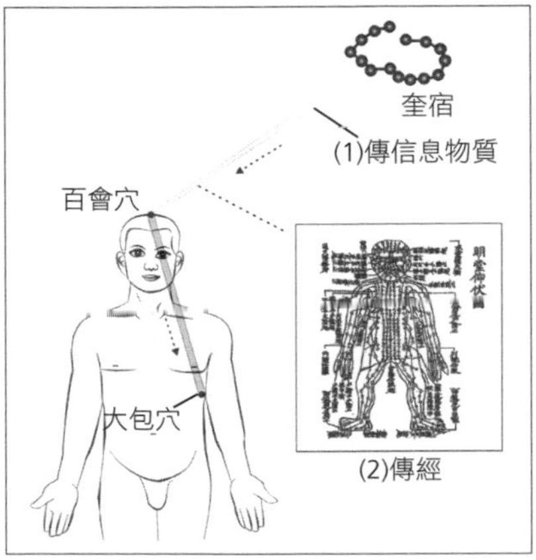

圖19 奎宿為人體傳經。

6

胃宿傳精給胃：精，是一種特殊的物質。這種精，我還不明白，猜想應該是胃宿的精華吧。圖20右下角的小圖，只是「精」的示意圖。

7

氣機經過脾的運化，傳入心臟。脾臟傳氣給心臟，這看來挺有道理的，心好，脾氣也得好才行。不久，脾的眞氣又傳入膻中穴（見圖21）。

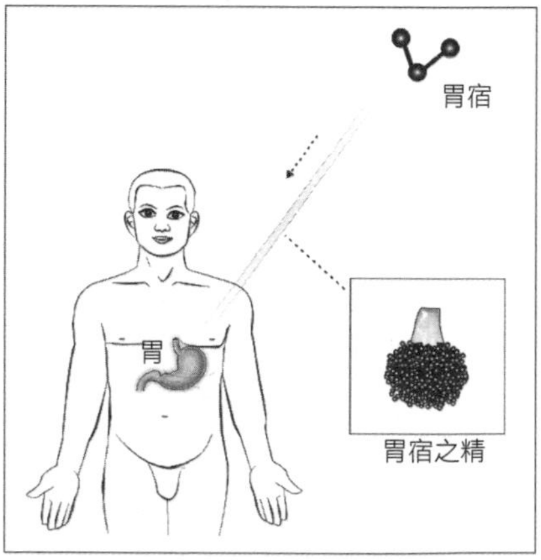

圖20 胃宿傳「精」給胃。

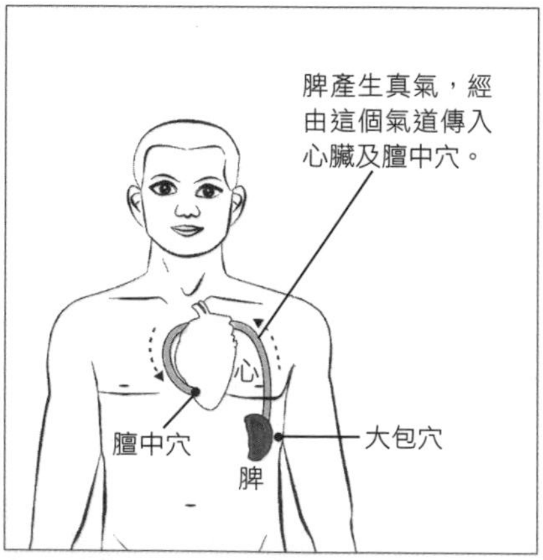

圖21 脾的真氣先後傳入心臟及膻中穴。

我的觀察筆記

胃經(三)

觀察時間：二〇〇七年十一月十八日

1

牛宿傳氣入胃↓北方玄武傳神↓女宿如玉如電↓九星照寂。

冬天到了，內證觀察這天是星期天，算是晴天吧，有些風。想想，宇宙中有不少的星星關愛著我們，只有心存一善，星星一定會一秒不差地看護著。如果天上看不到星星也不要緊，星星沒有看不到的地方，就在心中想著它們吧。

牛宿傳相：北方七宿值日，其中的牛宿不但有能觀察到的眞形（像中國古代的「牛」字），牛宿傳相時也經常會觀察到像一頭大牛那樣的眞氣。今天，牛宿的眞氣一半是黑色的，牛宿的黑氣進入到人體的胃裡，促使胃旺相（見圖22）。

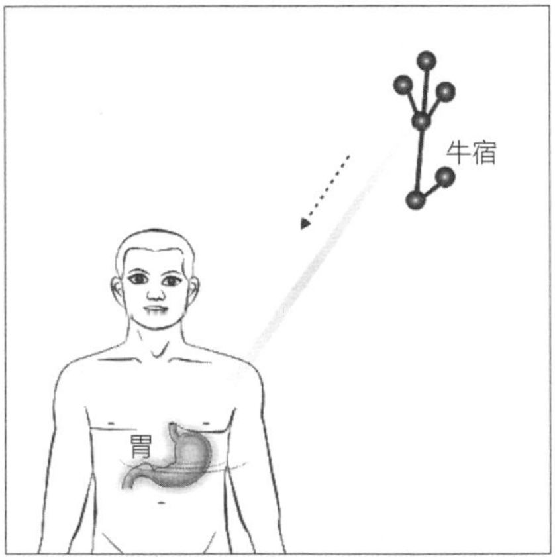

圖22 牛宿真氣照射胃部。

2

北方七宿的眞氣幻化成玄武（龜蛇合體）的樣子，在此之前，我只是在書上看到過。這天上的玄武向你看著，慢慢把長長、親切的頸子從天上向你伸了下來。你背後的腎氣也化成玄武的樣子，但小多了。身上的玄武從背後伸出頸來，慢慢地與天上的玄武兩頸相交（見圖23）。不曾親身經歷過的人肯定不相信，但我現在目睹的，老祖宗們也同樣經歷過。

3

女宿眞氣如玉如月之色，是像鑽石閃光一樣的銀色，潔白純眞，白得讓人無法描述。只不過女宿總是一閃而過，難道宇宙間最美的東西總是這樣嗎？就像青春一樣？

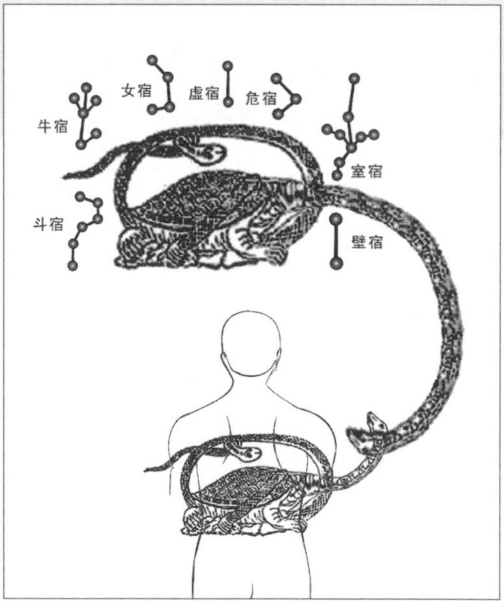

圖23 北方玄武真氣與人體腎氣化成的玄武接氣。

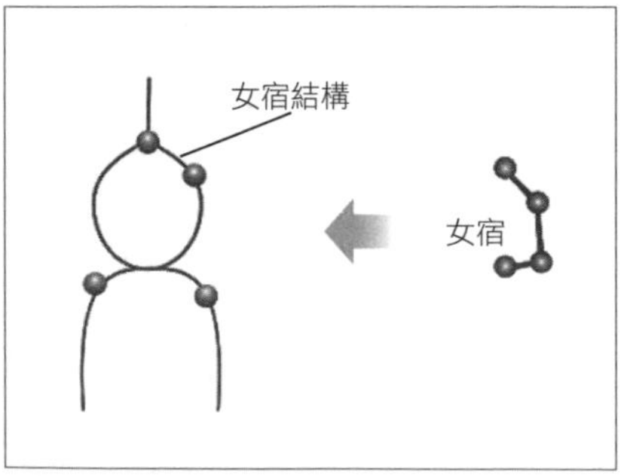

圖24 北方七宿之一的女宿。

4

九星下照：北方七宿、奎宿及太陽一起照射人體。

奎宿是西方七宿之一，而太陽是太陽系的王。

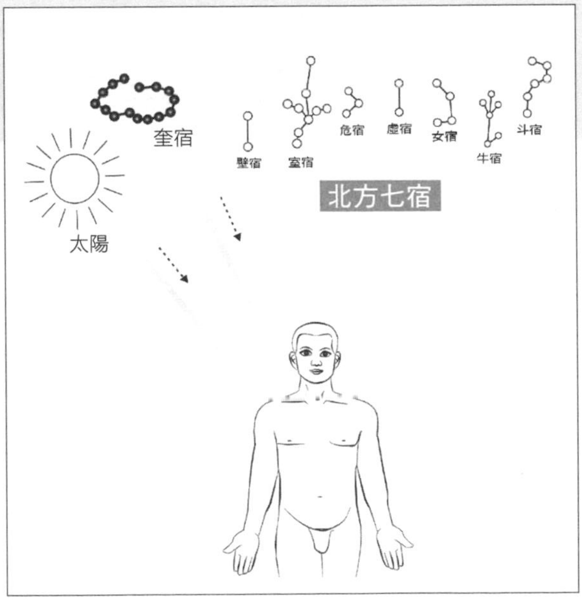

圖25 九星一起下照人體。

【卷八】◆

足太陰脾經觀察

我的觀察筆記

脾經(一)

觀察時間：二〇〇七年十月下旬

奎宿傳脾氣↓胃宿傳氣給脾↓婁宿傳氣給脾↓昴宿傳氣給脾↓畢宿傳氣給脾↓觜宿傳氣給脾↓參宿傳氣給脾↓土星傳氣執政↓胃宿傳氣↓胃宿、土星和脾臟合氣↓五星照脾↓脾、膽和胃產藥↓昴胃宿合脾↓三宿合脾↓昴宿傳陰陽↓胃宿旺三焦↓昴宿下照。

脾經每天早上九時至十一時值班旺相。脾經和脾臟是神祕的大佛，脾經的奧祕很多。筆者這

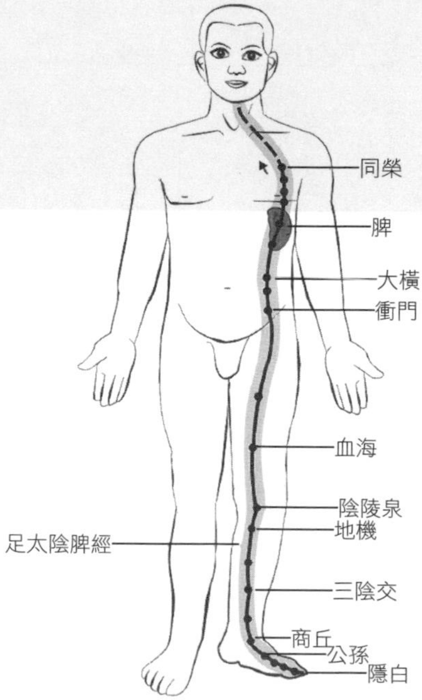

足太陰脾經圖

次的脾經觀察，從早上九時至十一時止，以下是這兩個小時的一個完整記錄。

1

奎宿陽明之氣下傳脾臟：時爲金秋，西方七宿值日旺相。奎宿直射人體左太陽穴處。然後從左額的太陽穴一帶，取道離脾經管道最近的經絡路線直接下傳到脾臟（見圖1）。

2

胃宿取道同樣的經絡路線，下傳胃宿黑氣給脾臟（見圖2）。

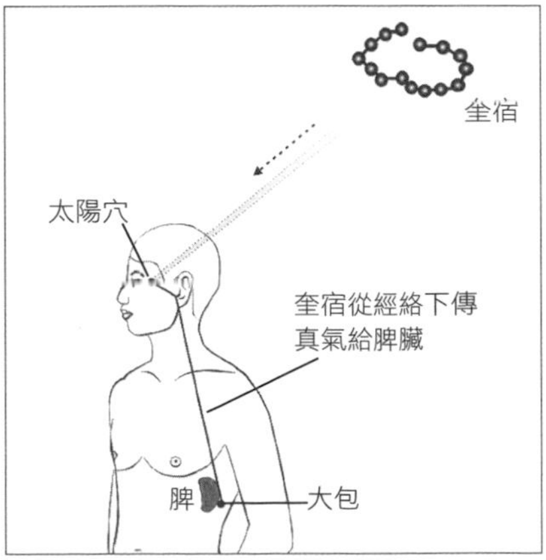

圖1 奎宿下傳陽明之氣給脾臟。

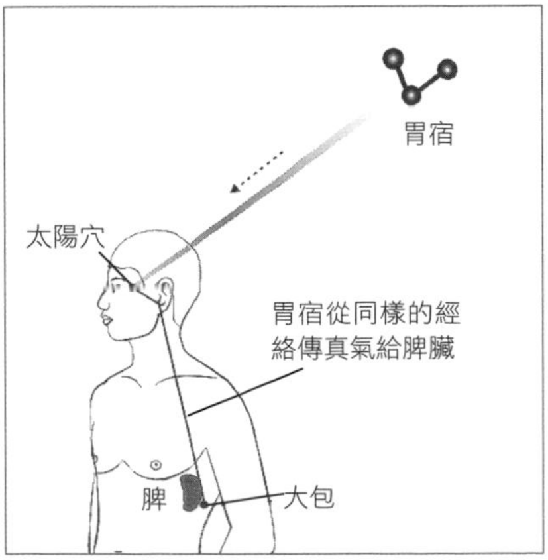

圖2 胃宿下傳黑氣給脾臟，路徑與奎宿一樣。

3

婁宿在胃宿下照脾臟的同一時間前後，附從胃宿下照脾臟。下傳眞氣的路徑同胃宿，不過光氣較細小。

4

昴宿下照人體的路徑也一樣。根據資料，昴宿是西方七宿的第四宿，其星團由三百多顆星組成，距離地球約五百光年，昴星團的年齡約有五千萬年。

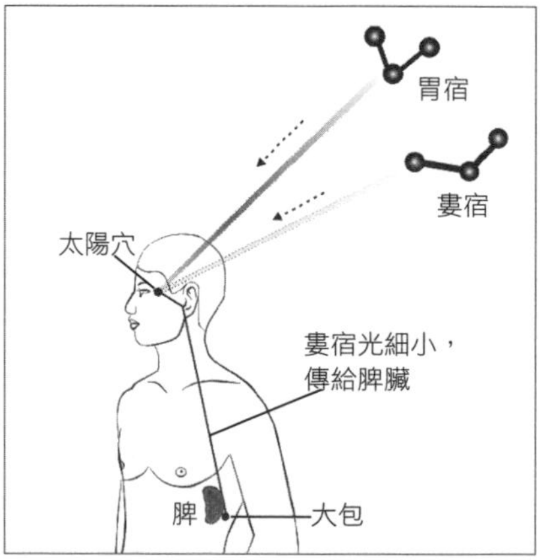

圖3 婁宿與胃宿一起下照脾臟，但光氣較胃宿細小。

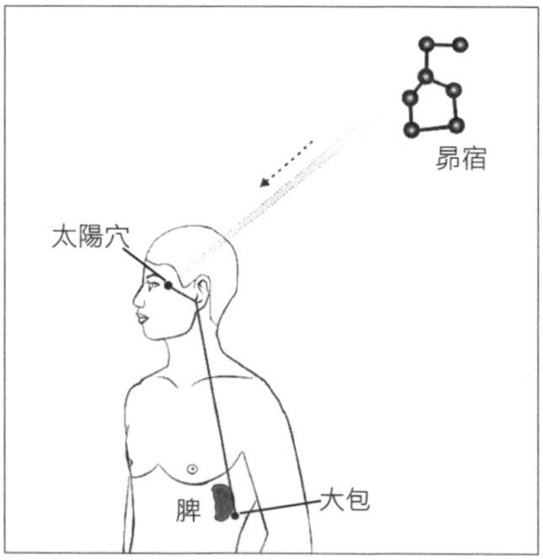

圖4 昴宿真氣下照脾臟。

5

畢宿的少陰之氣循著奎宿眞氣下行脾的路線，下傳到脾臟。當畢宿下照到脾臟時，大包穴後面有一穴噴出高約二同身寸的白色氣柱，明顯是受氣充足（見圖4）。根據資料，畢宿星團約有三百多顆星，星齡在四億年以上。此外，「畢」有完成的意思，畢宿一出來下照，脾臟的氣就飽滿地向外噴射了。

6

觜宿下照方式和其他星宿不一樣，它先是下射百會穴，讓百會穴旺相旋轉。接著，再從空中造一個百會穴與大包穴之間的路徑，下傳觜宿眞氣。這條路徑在人體外面，不在體內，算是採空中飛渡方式。然後，觜宿之氣再轉換路線，經百會穴走前述奎宿眞氣下傳到脾臟的路線，下傳觜宿眞氣（見圖6）。

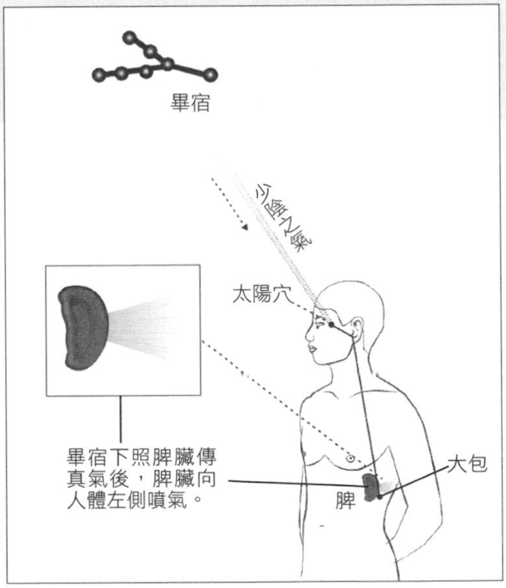

圖5 畢宿真氣下照脾臟後，脾臟真氣飽滿地向外噴射。

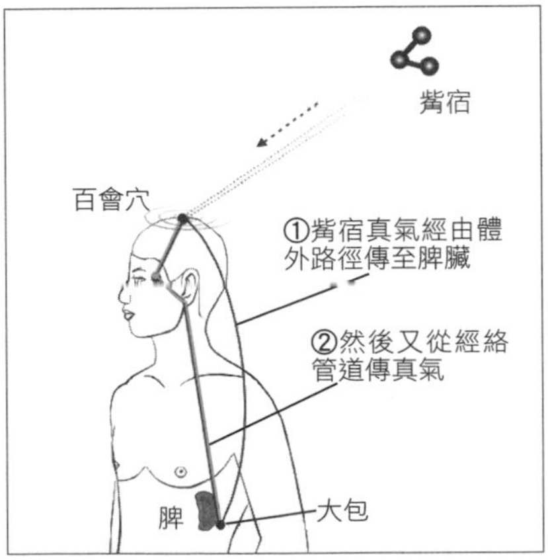

圖6 觜宿真氣下射百會穴→經由人體外面路徑傳至脾臟；然後轉換路線：百會穴→脾臟。

7

參宿眞氣屬少陰之氣，先射百會穴，再經前述奎宿眞氣的傳送路徑，下傳參宿黑氣到脾臟（見圖7）。

8

土星現身。土星的金黃色眞氣下傳百會穴，百會穴旋轉。然後，土星傳黃土色的氣入於脾臟，時間持續較久（見圖8）。

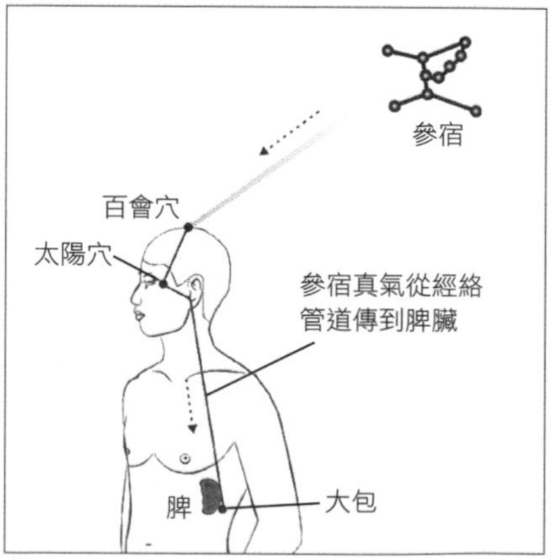

圖7 參宿下傳黑氣到脾臟。

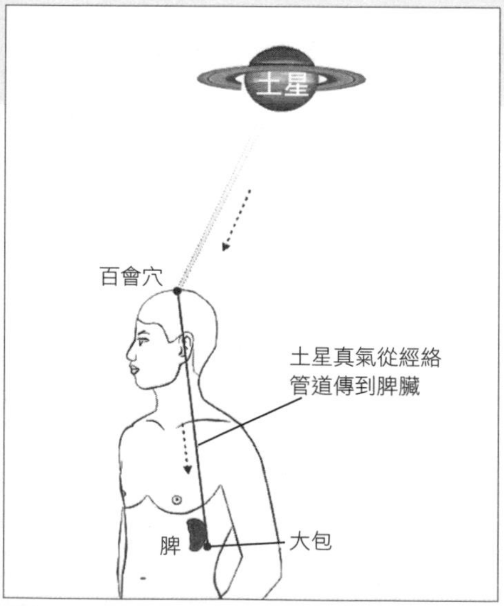

圖8 土星的金黃色真氣下傳百會穴，再透過經絡傳至脾臟。

9

胃宿從百會穴下傳五行黑氣，時間長達五分鐘。

10

下面是十時至十一時的觀察。土星寂照，時間長達三至五分鐘，光氣照射的面積大，但以脾臟爲主。

土星真氣下傳脾臟的三種狀態

- **狀態一**：土星的少陽真氣，從百會穴下傳，從脾臟大包穴進入，在大包穴附近及穴後形成一大片淡黃色光暈。
- **狀態二**：土星真氣成一倒扣鐘形狀或喇叭形狀，距離脾上約高一尺，往下射土氣。
- **狀態三**：土星真氣從百會穴下傳，到劍突沿肋骨左斜下行約二同身寸處進入一穴，傳真氣入脾臟。

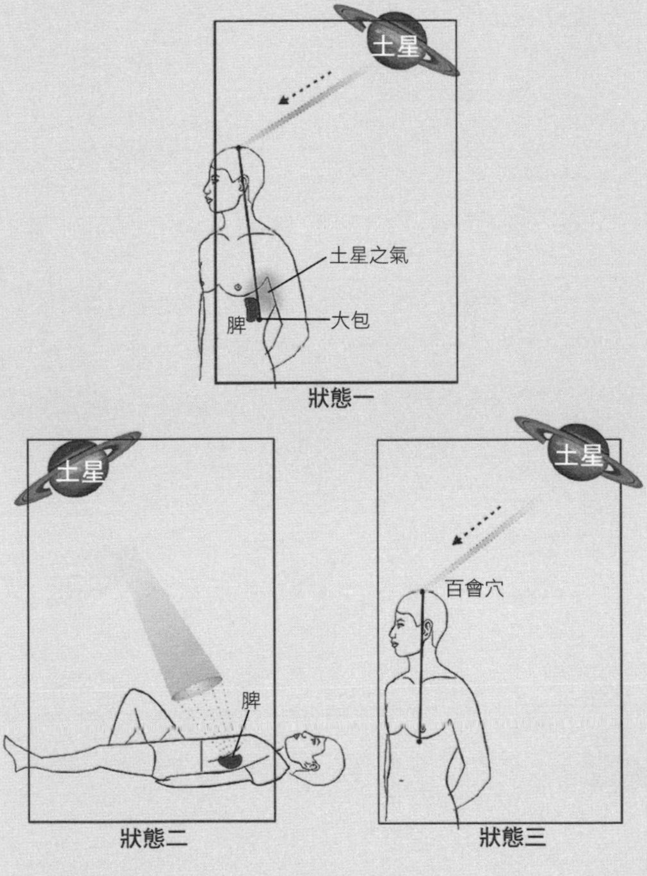

圖9 土星真氣下傳脾臟的三種狀態。

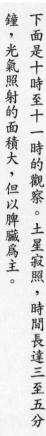

11

胃宿照脾，土星照胃：胃宿與土星同時下傳眞氣，由於胃宿眞氣強盛，兩者的眞氣都變成了黑色。先是胃宿的眞氣和土星的眞氣同時下傳、纏繞，胃宿從劍突沿肋骨左斜下行約二同身寸處進入脾臟，土星之氣則從大包穴進入脾臟。然後，胃宿與土星二氣還是同時下傳，交感、混一，合爲一氣，從大包穴傳入脾臟（見圖10）。

12

五星同時下照人體：奎宿下照肝，不過地位弱些，比重少些；昴宿下照心，土星下照胃，胃宿下照脾；至於木星下照什麼，則記不清楚了。五星同時下照人體傳眞氣，好不熱鬧。

13

脾臟、肝臟和胃腑產藥，藥的形狀像苗芽、小靈芝：脾、肝先產藥，藥的形狀像豆芽莖，上頂一深青黑色的小靈芝帽（見圖11a）。胃產的藥則像低矮的小草，有大葉有小葉（見圖11b）。

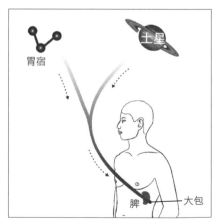

圖10 胃宿與土星二氣同時下傳，混合為一氣，從大包穴傳入脾臟。

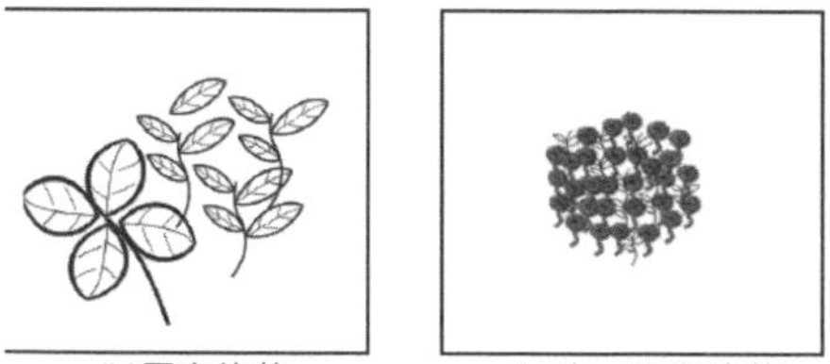

(a)脾、肝產的藥

(b)胃產的藥

圖11 脾臟、肝臟和胃腑產藥。

14

奎宿射胃、土星射脾、昴宿射肝。昴宿射肝，在肝臟內產生好多白色的圓球。接著胃宿下照三焦，三焦旺相（見圖12）。

15

昴宿射全身，下傳陰陽物質及五行物質給人體（見圖13）。

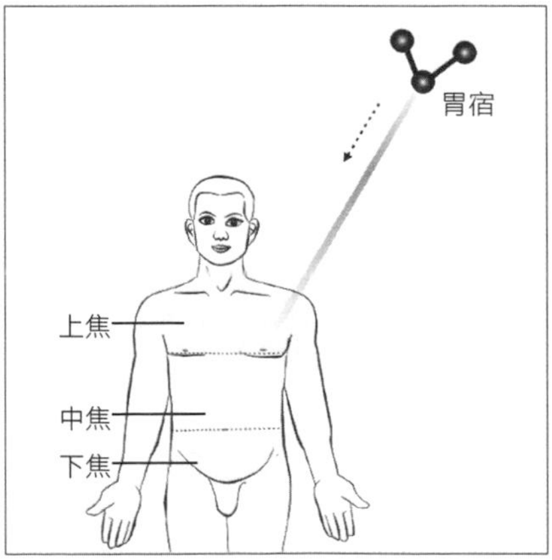

圖12 胃宿下照三焦，三焦旺相。

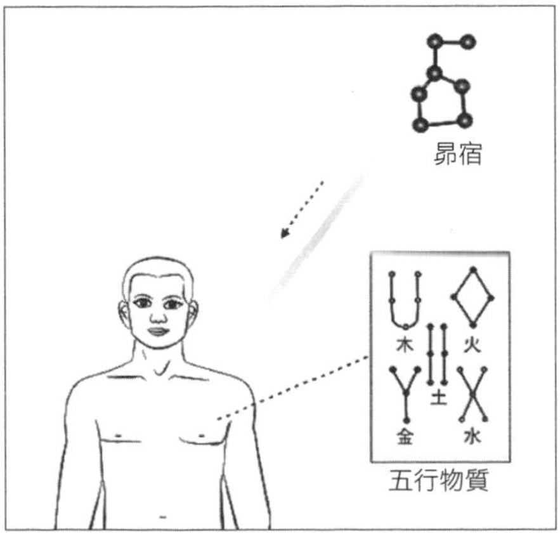

圖13 昴宿射全身，下傳陰陽物質及五行物質。

我的觀察筆記

脾經（二）

觀察時間：二〇〇七年十一月二十三日十時二十分至十一時二十分

紫微垣傳真氣↓紫微垣照脾↓脾產藥↓脾傳氣給膽↓紫微垣傳陰陽物質↓脾臟傳氣給心↓脾噴氣↓脾黑洞↓脾再產藥。

1

紫微垣的眾星就像一顆大星，逆行、下照，並上下閃動震盪。下照脾臟，使脾臟旺相產藥（見圖14）。

2

脾臟透過氣道傳氣給膽（見圖15）。

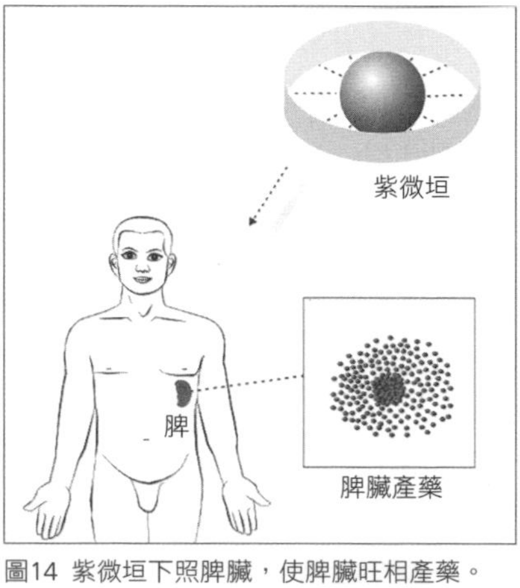

圖14 紫微垣下照脾臟，使脾臟旺相產藥。

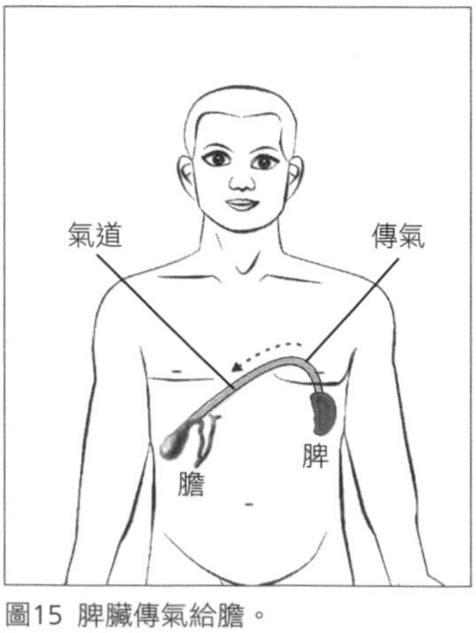

圖15 脾臟傳氣給膽。

3

紫微垣給人體傳陰陽物質。

4

脾臟傳眞氣給心（見圖16）。

5

脾臟噴氣，更加旺相，然後再度產藥（見圖17）。脾臟這樣的旺相及忘我工作，平常是很少見的，主要是受到紫微垣的眞氣影響。脾胃好，吃飯倍香，這樣的小事，也要仰仗人體和天體的同氣運動。所以，古人才敬天愛人吧。

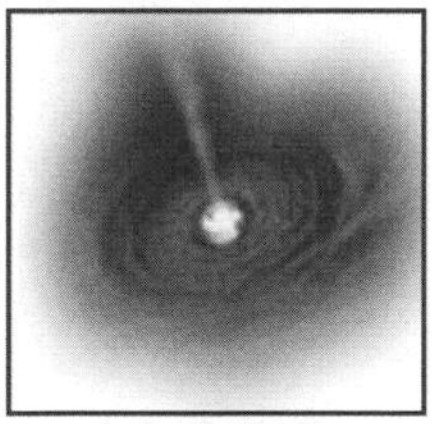
（a）脾臟噴氣

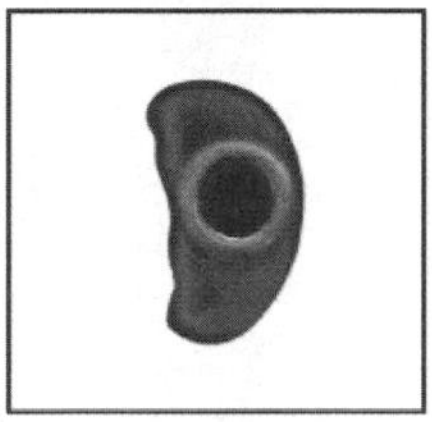
（b）脾臟出現黑洞

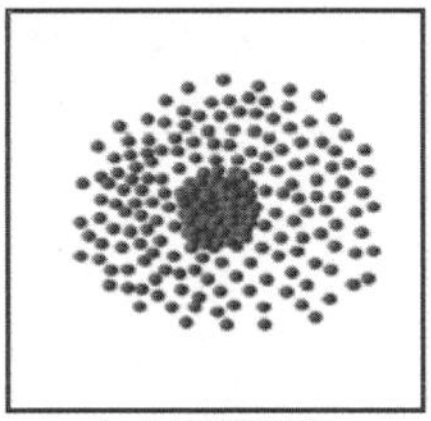
（c）脾臟產藥

圖17 脾臟更加旺相：噴氣、出現黑洞，然後再度產藥。

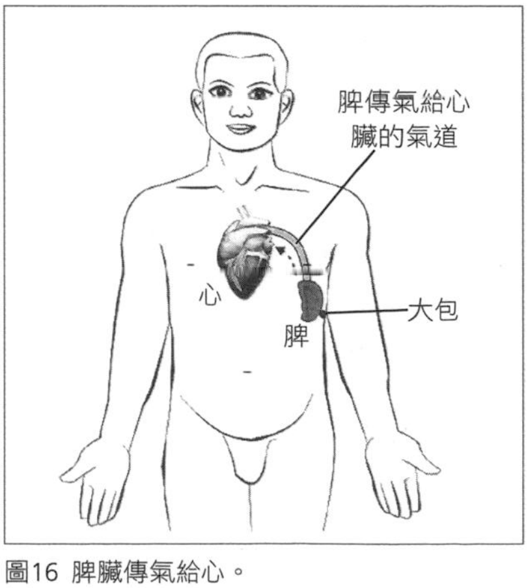

圖16 脾臟傳氣給心。

【卷九】◆

手少陰心經觀察

我的觀察筆記

心經(一)

觀察時間：二〇〇七年五月二十日十一時十五分至十二時

心神搖曳↓膽旺相↓天池穴通心↓大椎穴旺相↓心包經旺相↓心區旺相↓胃經旺相↓心太極運動。這一段觀察時間正值心經旺相。當時的筆記寫到：「今天是大晴天，有風。」

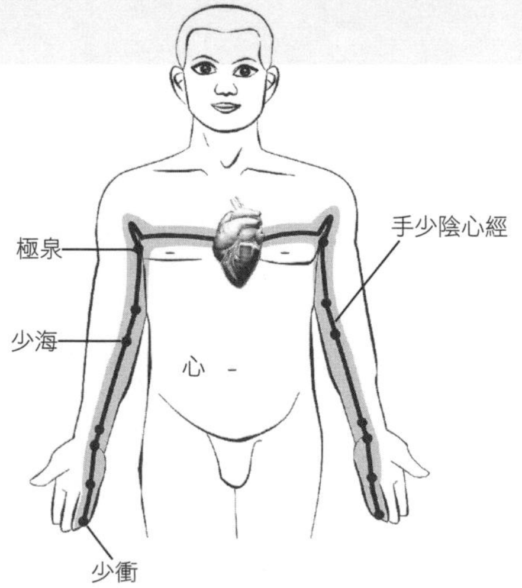

手少陰心經圖

1

先是感覺到心神左右搖曳一分多鐘（見圖1），這種搖曳究竟有什麼用處？後來在觀察中慢慢體會到，像這樣的心神搖曳，是因爲當時對人體影響較大較強的星宿，如太陽、火星、南方七宿等，這些星宿的光氣本身就在搖曳、震顫、晃動，所以才會直接影響到人體的臟腑。心臟比較容易出現這樣的心神搖曳現象，只是平常我們注意不到罷了。

2

膽區強烈旺相，旋轉。

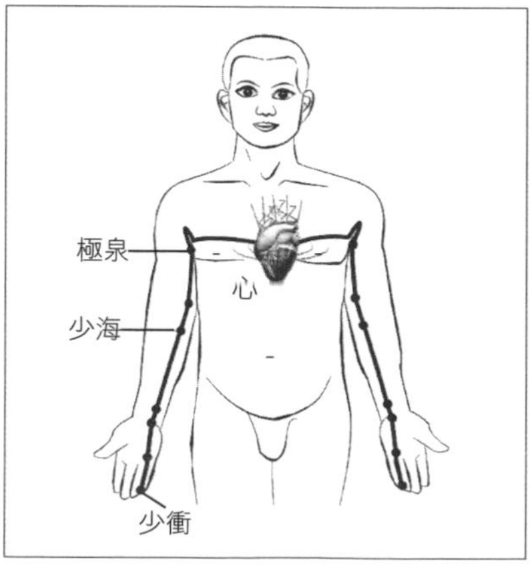

圖2 一開始感覺到心神搖晃。

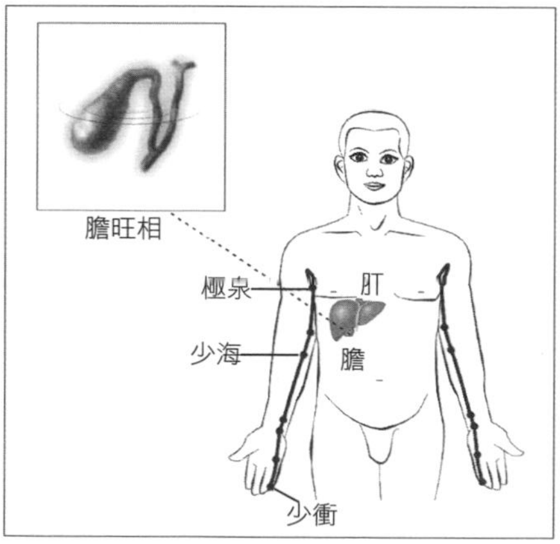

圖3 膽旺相。

3

天池穴旺相通心：「感覺到手厥陰心包經的天池穴跳動，鼓盪。透亮、紅色的氣直通心。」（見圖4）《黃帝內經》提到心氣是紅色的，從上面筆記可以印證，老祖宗講的話是有客觀觀察依據的，是實踐觀察，而不是哲學推理或亂猜狂想。午時心經旺相，這時靜觀時，自然界的眞氣也呈現紅色。此外，從上面幾張圖，也許我們可以稍微看出經絡、穴位和臟腑之間的關係。當心經旺相值班時，心臟的啓動，要靠膽和心經、心經上的穴位，一起組成團隊，協同工作。只有心，或者只有膽，沒有經或穴，同樣做不成事。中醫的針灸，就是幫助人們重新管理好生命運動團隊。

4

大椎穴太極運動（見左頁說明）。我的筆記是這樣寫的：「再來是背後的大椎穴左右跳動一分鐘，然後穴中有太極（器官）在運動。大椎穴摸起來大，但實際上並不大，和通常穴位中的太極一樣，直徑都是〇．五公分左右，泛著藍色。」

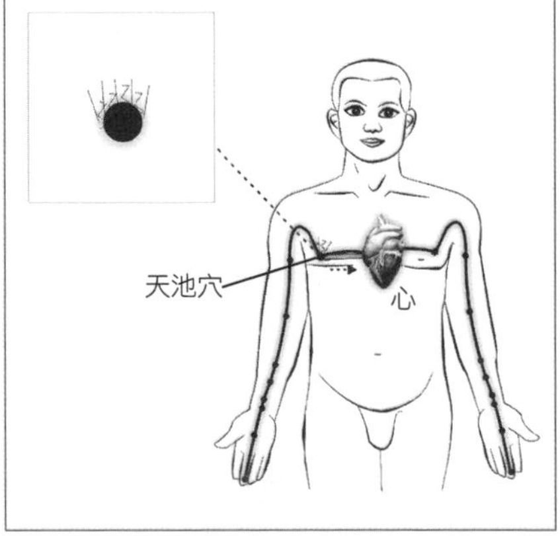

圖4 天池穴旺相通心。

5

左右心包經通達，心臟旺相（見圖6）。

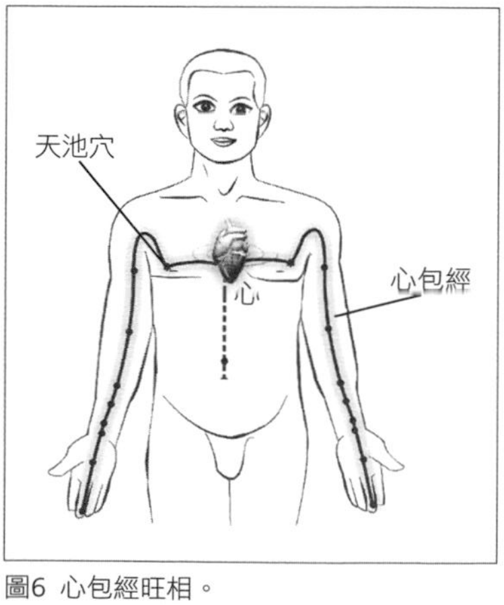

圖6 心包經旺相。

大椎穴太極運動

在大椎穴經常會觀察到以下兩種主要狀態：

- **狀態一**：如圖5a所示，是一個太極器官在運動，這種太極器官有陰陽兩儀，運動時，氣鼓脹如氣泡，甚至在不同的時間會發出不同的光。在特殊情況下，穴位會衍生出很多東西。「易有太極，是生兩儀。兩儀生四象，四象生八卦，八卦生萬物。」《周易》的這些話，經過孔夫子的審察而傳給我們，不是讓我們玩的，這是經過我們祖先實證過的東西。一個小小的穴位，同樣存在這樣一個複雜的衍生過程。所以，能小看針灸和穴位嗎？
- **狀態二**：就像百會穴一樣，大椎穴四周也有四個小穴，如圖5b所示，暫且取個名字叫四門穴。這東西南北四個穴，會圍繞著大椎穴運動，其運動方向有兩種。我的老師把這樣一個主穴四周圍繞的四個小穴，稱為四個門神。當大椎穴成為第二種狀態時，它仍然是一種太極器官，是一種有軌道的太極器官。

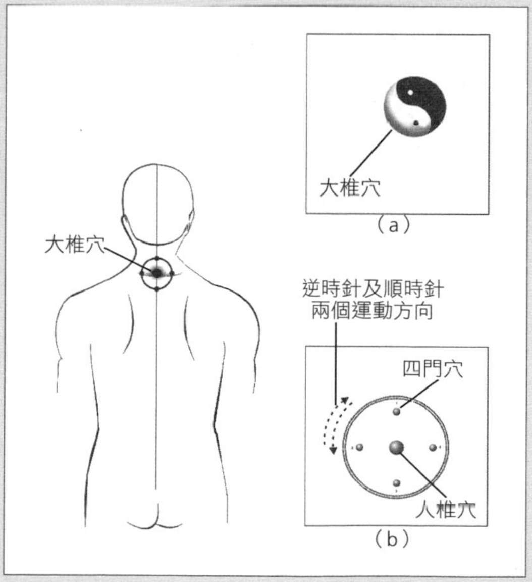

圖5 大椎穴旺相。

6

心臟旺相，左右心包經全部通達，心臟氣旺相，心左上方的肩胛骨下邊那一塊比心更亮（見圖7）。為什麼心臟左上方的右肩胛骨下邊（見圖7①）那一塊，和心臟有如此密切的關係？筆者不只一次觀察到這種情況。肩胛部最亮的那一塊，肯定也包括中府穴在內，適當按摩，心臟舒適。心臟左上還有一個區域，和心臟有特殊關係，就在左鎖骨下方的凹陷裡面（見圖7②）。

7

胃經旺相，右邊的胃經通透亮明。

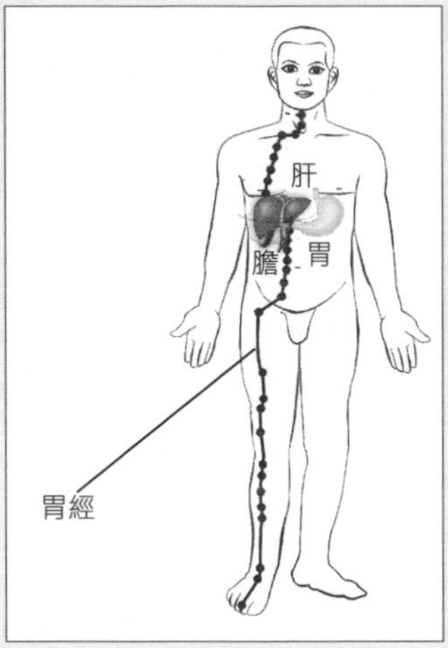

圖8 右邊的胃經旺相，通透亮明。

8

觀察到心臟中有紅色泛金色的太極器官在旋轉運動，直徑約三同身寸（見圖9）。

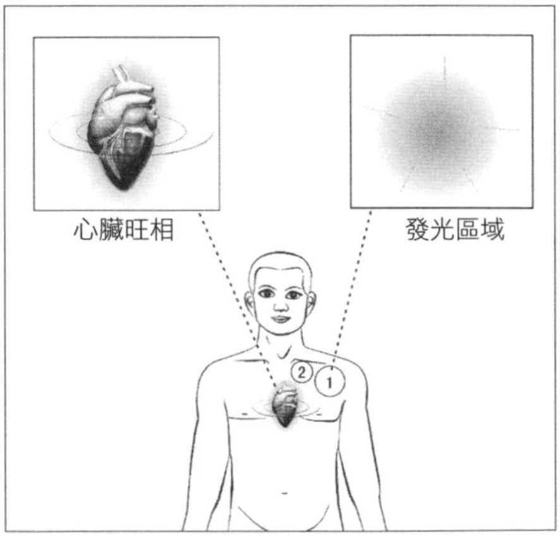

圖7 肩胛旺相。

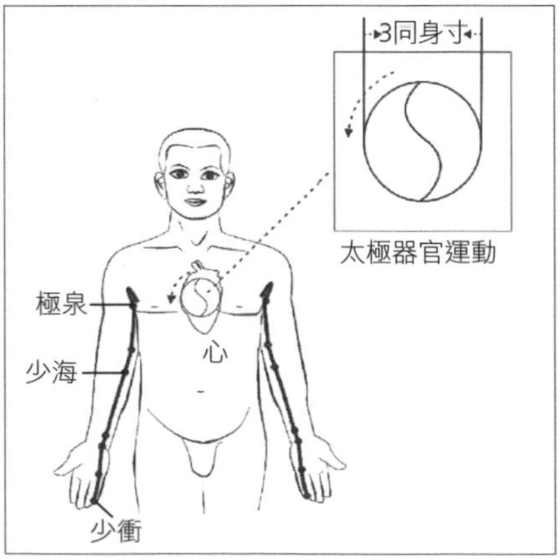

圖9 心臟有太極器官在旋轉運動。

我的觀察筆記

心經(二)

觀察時間：二○○七年十一月六日十時四十分至十二時五十四分

奎宿引路↓水星執政↓水星傳氣命門↓水星傳相↓天人合於命門↓水星行命門↓斗宿馳命門↓天人合↓牛宿行道↓女宿精確傳真↓女宿造黑洞↓虛宿傳真↓虛宿結構↓接氣↓虛宿行氣↓太陽穴進氣↓虛宿啟動心臟↓命門黑洞↓心腎交通↓心產藥↓危室壁宿合命門↓命門黑洞↓接氣↓室宿與命門氣交↓命門黑洞↓壁宿射命門↓壁宿合命門↓命門黑洞↓接氣↓虛宿合命門↓水星射命門↓腎產陰陽藥↓北方七宿會命門↓北方七宿傳真↓命門太極器官運動↓寂滅

這是一次對手少陰心經比較完整的觀察。雖然是中午心經旺相值日時間，有三個方面要注意的是：

一、這個時間是北方七宿值日。冬天是腎大旺相時節，而中午正值心經旺相，一個大旺相裡的小旺相，兩者如何運作？

二、我們老祖宗說：「春肝旺相，夏心旺相，秋肺旺相，冬天腎水旺相。」這四個大旺相，是經過萬年以上、無數代人

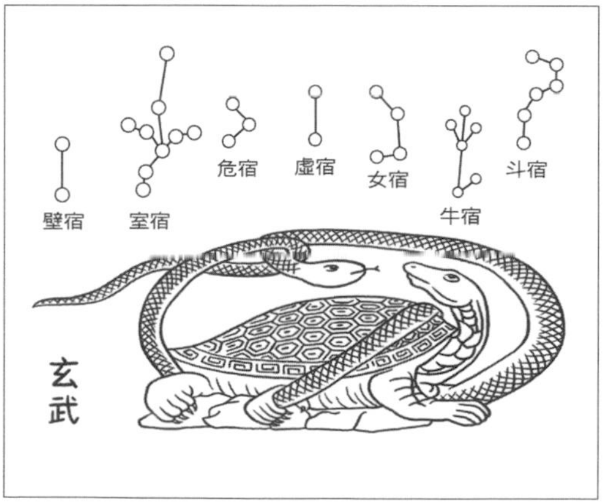

圖10 北方七宿值日。

長期觀察實踐得出來的結論。《黃帝內經》的這個結論，不是空洞的支票。

三、人體隨著四季而變化的臟腑旺相，具有複雜而明確的宇宙空間的星宿運動背景，是和宇宙空間運動一致的。

此外，因為從秋轉到冬天的時間不長，西方七宿和北方七宿還在交接班。此時西方七宿的主宿，還要為人的生命運動引路點燈。看起來星宿是挺負責任的，前仆後繼地為人類奉獻心力。

1

西方七宿的奎宿下照引路，冬天水旺，水星——這個執掌水的政務官也來了。

中午十二點多，原本是心經旺相的時間。可是，在這麼旺的水掌權的時候（二○○七年到二○○八年的冬天水特別旺，步入二○○八年後是全球性的大雪），心經就算是到了自己值日掌權的地盤也沒有權可用。大旺相決定小旺相。哈哈，大自然也會恃強凌弱嗎？

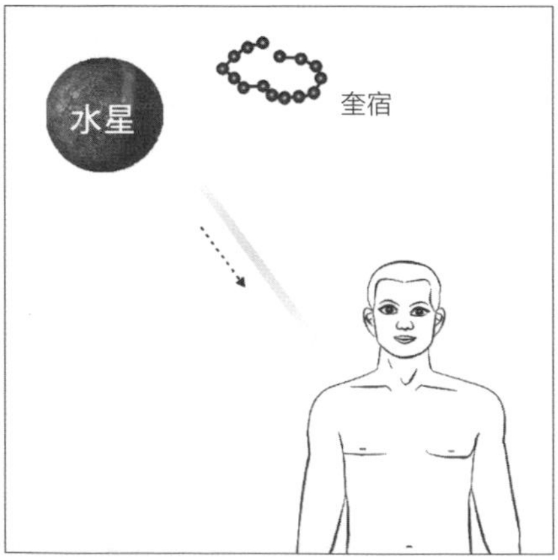

圖11 奎宿引路，水星下照。

2

水星傳相（見圖12），傳運動模式。水星在整個命門運動裡採逆時針旋轉。所謂「傳相」或傳「運動模式」，全是傳眞氣的結果。相，是指水星眞氣的本來樣子。

3

天人合一：在人體的命門觀察到宇宙間無數的星宿，在命門中運動。爲什麼會這樣？圖13採用全星圖及大命門合一來表達這個意思。在「修眞圖」的命門部位就標出「銀河」二字，祖先們早已經認識到命門是人體生命和宇宙聯繫的門戶，專門供人的生命和星星的眞氣來往。命門是天人之門，生命和宇宙之門，人和宇宙之門。

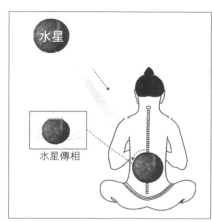

圖12 水星傳相。

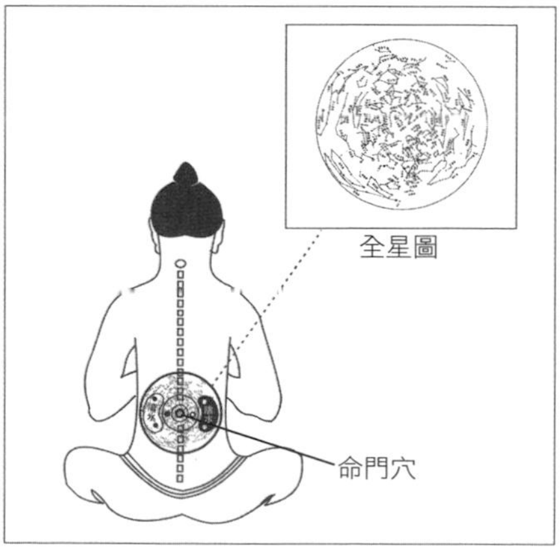

圖13 天人合一。

4

水星傳小相：然後小相繞命門大軌道逆時針運動。小相比前面傳的相小得多，也是水星的眞氣。水星眞氣強盛，多次傳相，主導了命門的運動。此外，命門上的軌道也較多，甚至細分爲五條軌道之多：主要是三條軌道（大軌道、中軌道及小軌道），供眞氣運行用。

5

斗宿眞氣下傳命門：冬天的眞正值班鬥士來了，斗宿屬於北方七宿，與腎水相合，在命門轉大圈運動（見圖15）。斗宿的光爲黃色。

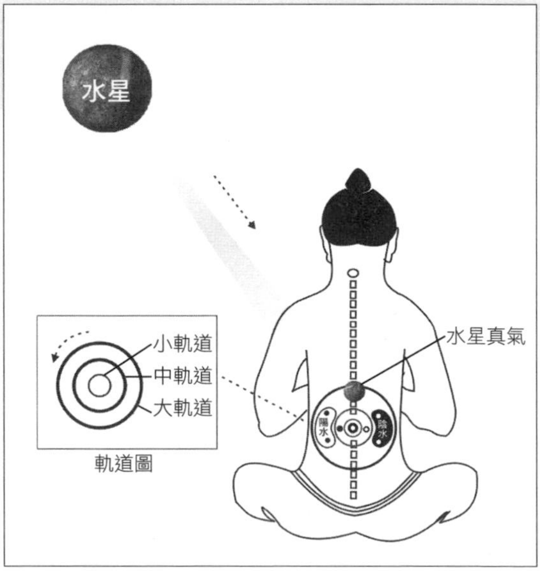

圖14 水星傳真氣（小相）。

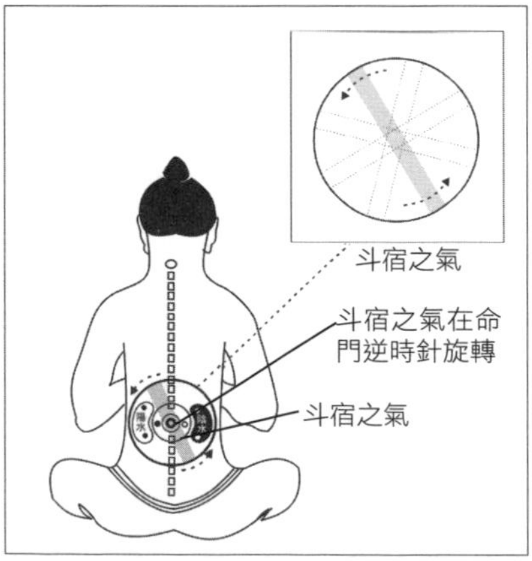

圖15 斗宿真氣下傳命門。

6

無數星宿的眞氣眞形，第二次出現在命門部位，此爲第二次天人合一。

7

牛宿的眞氣下傳命門，呈一個寬環樣子，逆時針在命門軌道中運行（見圖16）。

8

女宿精確傳氣：女宿是母性星宿，心細如同地球上的母親，它爲人體左右腎上的四個穴位、命門中間的三個穴精確射氣（見圖17）。女宿離地球的距離數以光年計，還能如此高度精確地精準射氣入穴，比導彈還要準確無數倍。

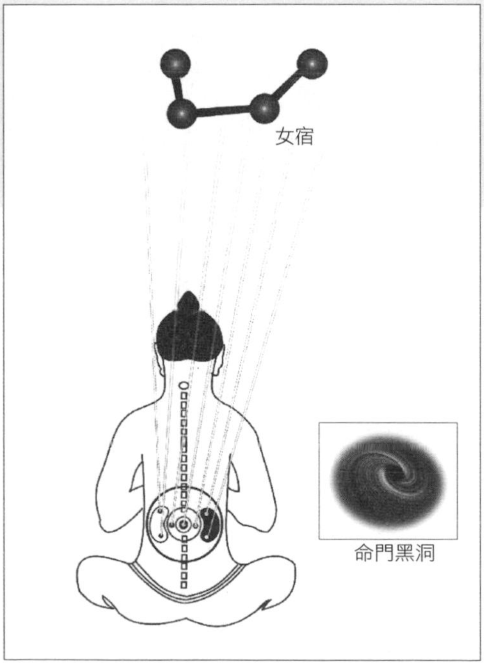

圖17 女宿精確傳氣，並在命門穴中產生黑洞。

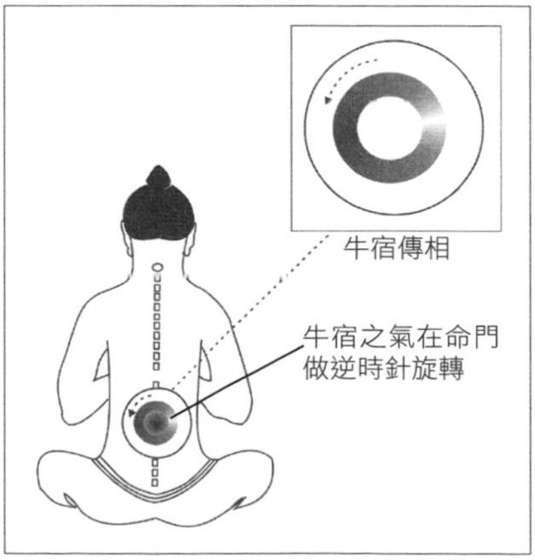

圖16 牛宿的真氣下傳命門。

9

女宿下照最中間的命門穴，命門穴產生黑洞（見圖17），並向體內吸氣。

10

虛宿下傳眞氣，在命門的大軌道旋轉。虛宿是北方七宿活動最旺盛的星宿，入冬以後，無時無地不在。在心經旺相時，北方七宿輪番對人類傳愛的過程中，虛宿所占的時間最長。

11

虛宿傳相。虛宿上星爲大星，有光環，光環上有衛星（大衛星一個，小衛星約有三至四個，見圖18）。

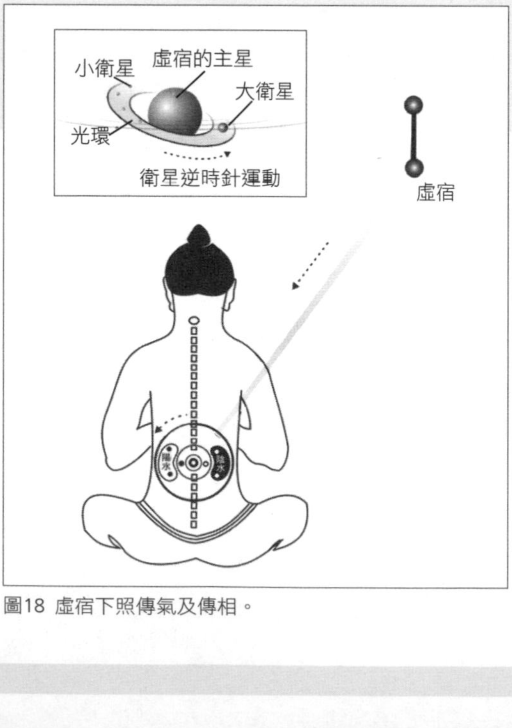

圖18 虛宿下照傳氣及傳相。

12

虛宿下傳的眞氣，旋轉傳相後，在人體的命門中心產生一個黑洞。黑洞旋轉的結果，是人體的眞氣和虛宿直接接氣，即氣交（見圖19a）。接氣後，人體眞氣沿脊柱上行到大腦（見圖19b）。

13

左右太陽穴進虛宿的眞氣，右太陽穴進氣較少，旺相較弱（見圖20）。

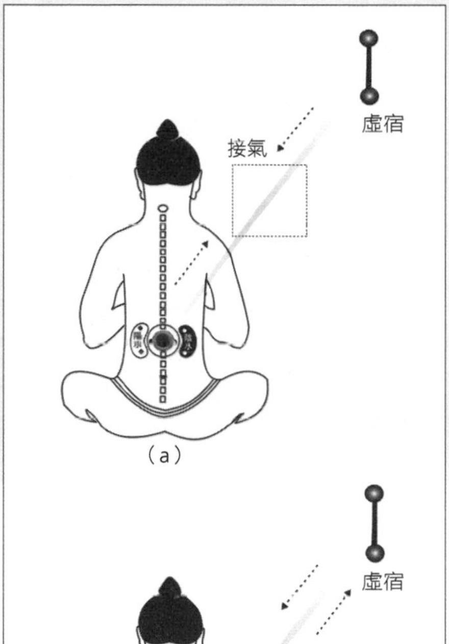

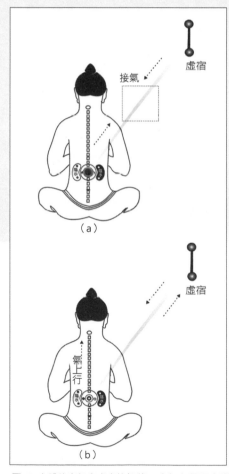

圖19 人體的真氣和虛宿接氣後，真氣上行至大腦。

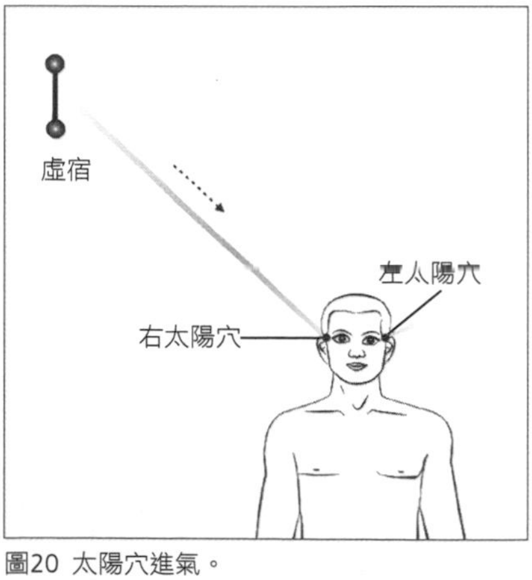

圖20 太陽穴進氣。

14

心臟啓動：西方七宿、水星、北方七宿表演了這麼長的時間，眞正主事的主人現在才出來露一面（見圖21）。更有趣的是，北方七宿直接給心臟傳水氣。

15

虛宿繼續強照，命門黑洞旋轉。眞氣沿脊柱上行，充滿脊柱（見圖22）。

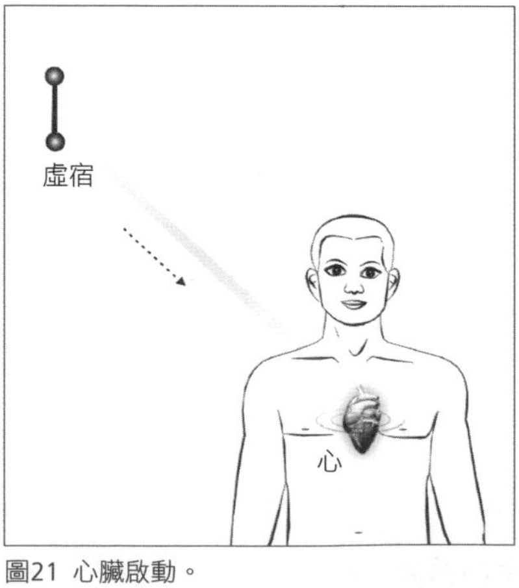

圖21 心臟啟動。

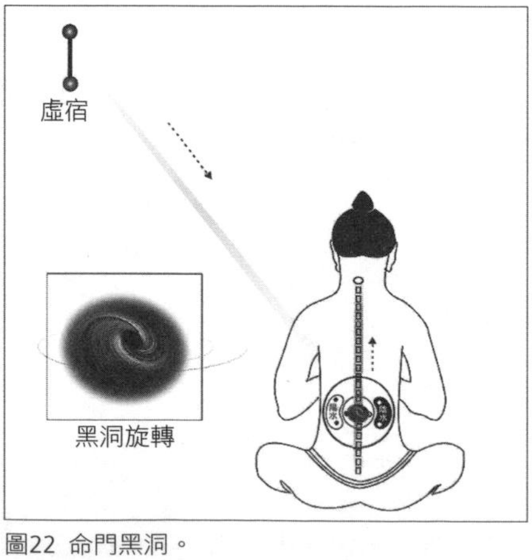

圖22 命門黑洞。

16

心腎二臟透過居間的通道交流少陰之氣（見圖23）。腎的工作，也是爲了心呀。腎心一家。命門、心腎交通，都是中醫獨有的東西。西醫沒有這些，所以只能換腎、洗腎了。

17

心臟產陰性的藥，如黑色中藥丸一樣，大小如綠豆、小黃豆。心臟現出一個方盒子形狀的網絡，所產的藥就掛在盒子的四壁上（見圖24）。

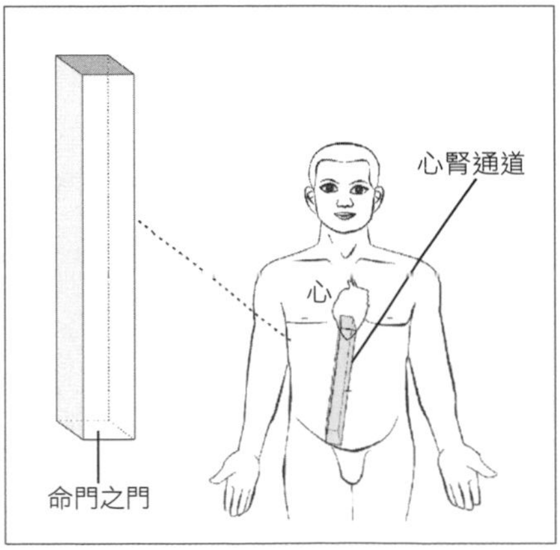

圖23 心腎二臟透過居間的通道交流少陰之氣。

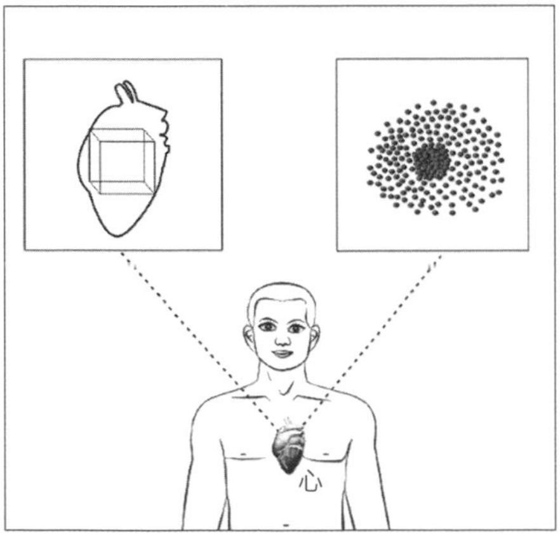

圖24 心臟產藥。

18

三宿齊照：危宿、室宿、壁宿是北方七宿的三陰宿，三宿各自精確地射命門穴，傳輸眞氣。危宿眞氣射命門左穴，壁宿眞氣射命門右穴，而室宿眞氣則射中間的命門竅（見圖25a）。命門激烈旺相，結果是命門產生黑洞，黑洞旋轉並吸進眞氣。然後，命門之氣斜上行，後與危宿接氣，氣交（見圖25b）。

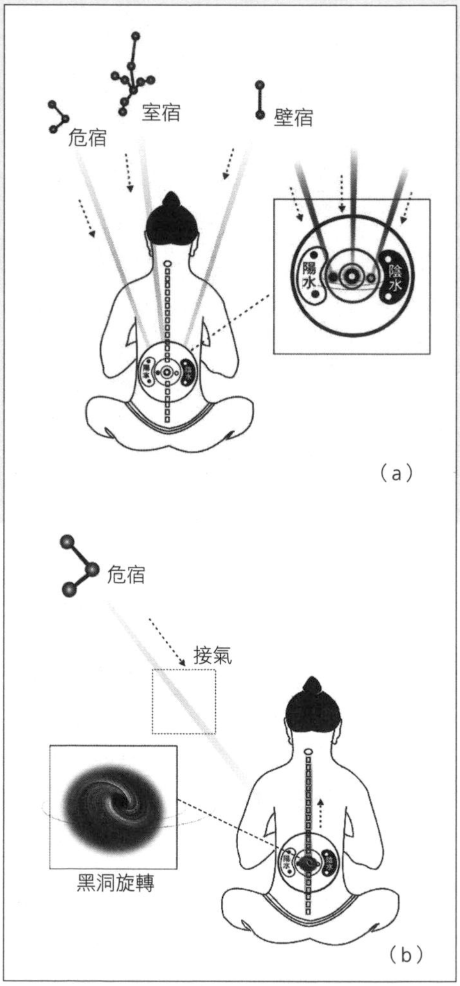

圖25 危、室、壁三宿射命門，傳輸真氣；危宿還與命門氣交。

19

室宿下照命門，命門眞氣上行，與室宿接氣。室宿眞氣在與人體接氣時，呈現出三個環（見圖26）。室宿與人體命門接氣後，命門出現一個旋轉的黑洞。

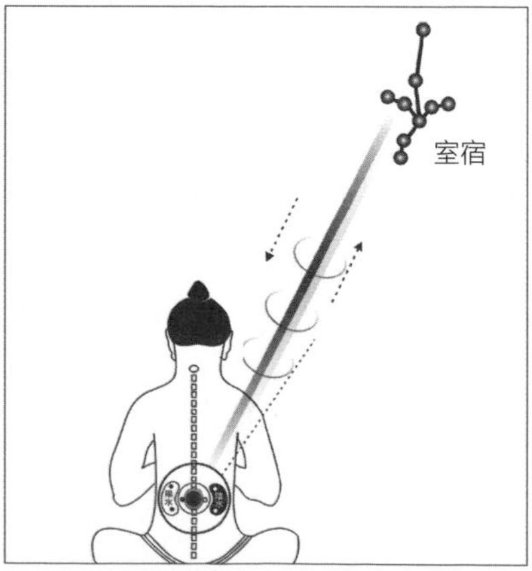

圖26 室宿真氣與人體接氣時，呈現三個環。命門接氣後，出現一個旋轉的黑洞。

20

壁宿下照命門，壁宿主星的樣子像古代玉壁，所以叫壁宿。壁宿傳相到整個命門，旋轉運動（見圖27）。

21

壁宿下射，命門產生黑洞。接著黑洞旋轉，命門之氣上行，與壁宿接氣旋轉，兩者氣交（見圖28）。

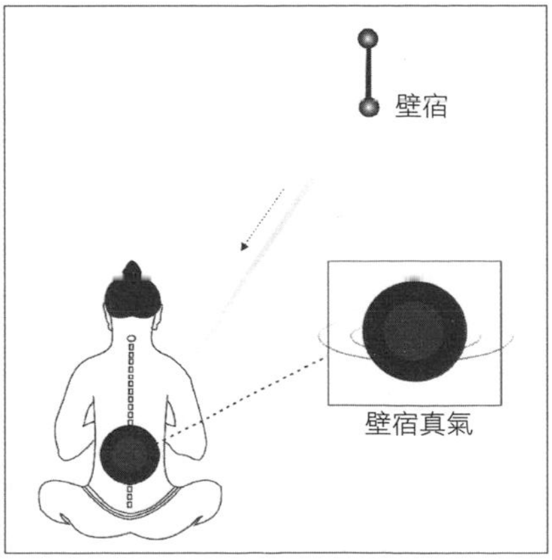

圖27 壁宿傳相到命門，命門旋轉運動。

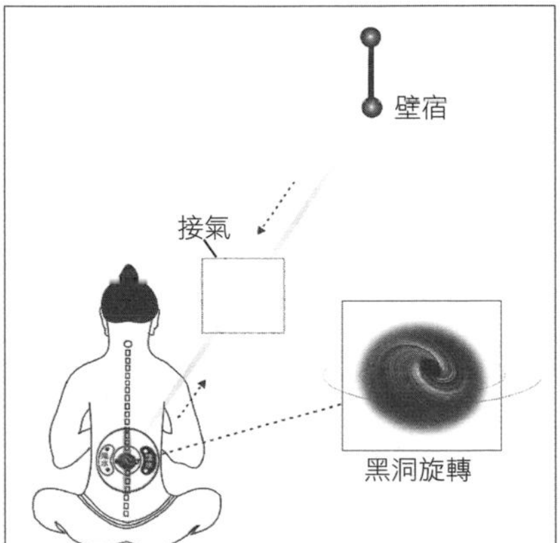

圖28 命門黑洞旋轉，真氣上行與壁宿接氣。

22

虛宿下照命門，虛宿的眞氣在命門大軌道轉大圈，逆時針旋轉（見圖29）。

23

水星下照，水星眞氣繞命門進行大軌道運動。

24

腎臟產藥，陽藥少量，陰藥產得多（見圖30）。

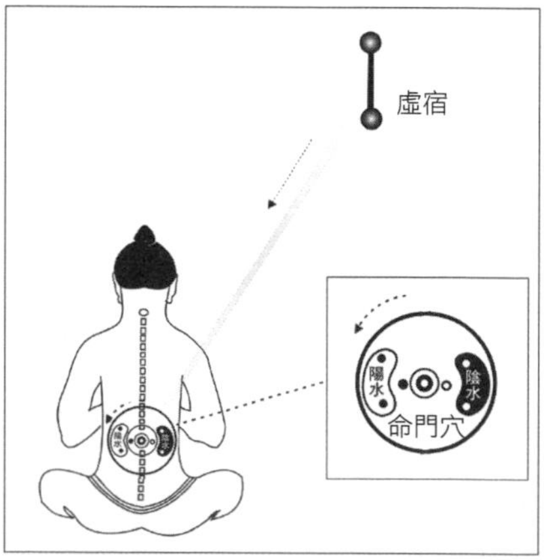

圖29 虛宿照命門。

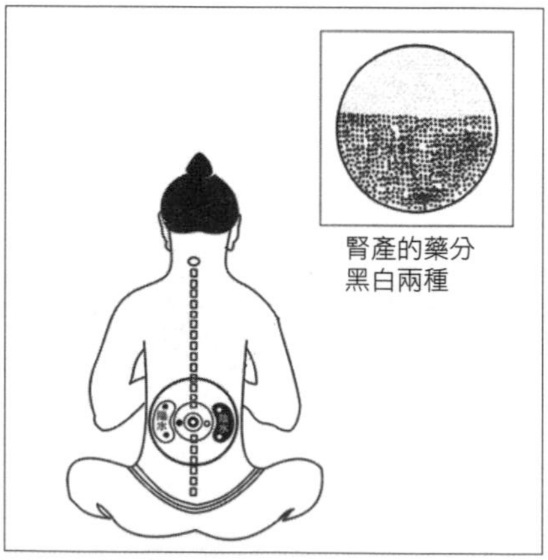

圖30 腎臟產藥，藥分黑白兩色。

25

北方七宿一起下照命門，傳相、傳神、傳氣、傳信息物質、傳陰陽物質（見圖31）。

26

虛宿、水星同時下照命門，命門產信息物質。接著，命門部位顯現出一個和古代太極圖一模一樣的太極圖，太極圖在旋轉運動。命門大軌道上，還有一個小太極球在運動（見圖32）。

27

心經旺相的時間要結束了，整個人體充滿了腎水眞氣。生命的大幕慢慢拉下，光氣漸暗，清靜一片，漸趨寂滅。

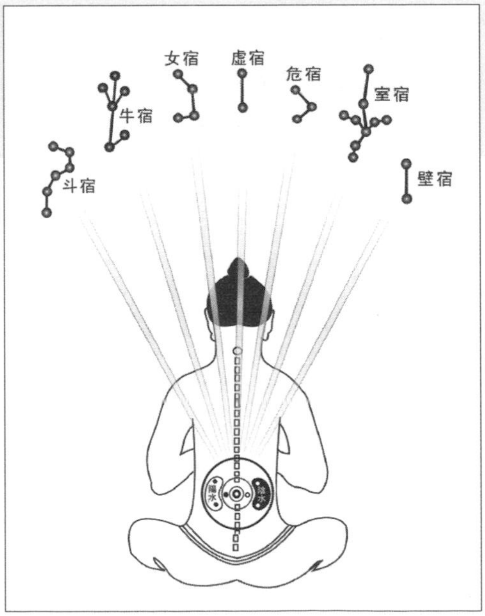

圖31 北方七宿齊照命門。

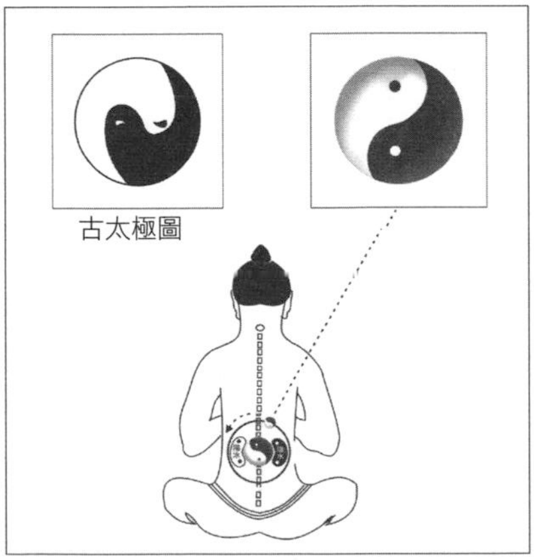

圖32 命門部位顯現出太極圖。

【卷十】◆ 手太陽小腸經觀察

我的觀察筆記

小腸經

觀察時間：二〇〇七年五月中旬十二時四十至十三時四十分

心腎交通↓臍下太極器官運動↓小腸烹藥↓心腎交通↓內證下的小腸橫截面結構圖↓西醫的小腸解剖圖↓小腸產藥入腎。

一般來說，中午十二點半左右是心氣下降、心腎交通的時間。心氣下降，有心氣下降的專門管道；而心腎交通，在前面胃經觀察中已經看到了，有一個專用的心腎通道。這個心腎通道，有時呈長方體，有時呈圓管筒狀，就像一

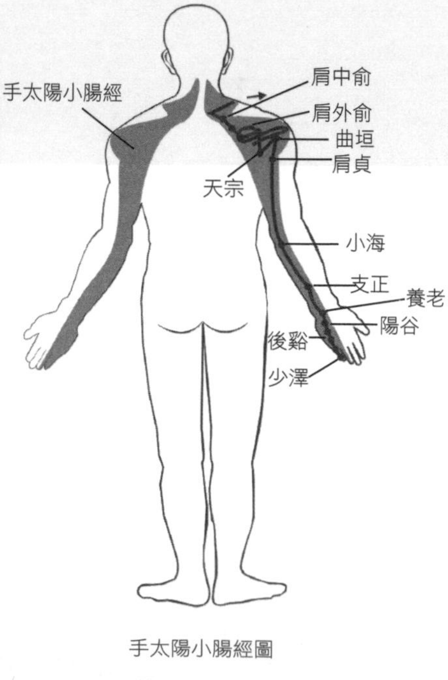

手太陽小腸經圖

節管子，不過都是用「無」這種物質做成的。心腎管道開得很大，這個管道本是圓形。

1

在上午十二時四十分時，觀察到心腎通道的這個管子（見圖1）。當時處在心腎交通的最後階段，心腎通道還在。

2

心腎交通後，時間已經到了小腸經值日旺相的時間。這時，肚臍下關元穴和關元穴左三同身寸的地方，同時有兩個太極器官在旺相運動（見圖2）。

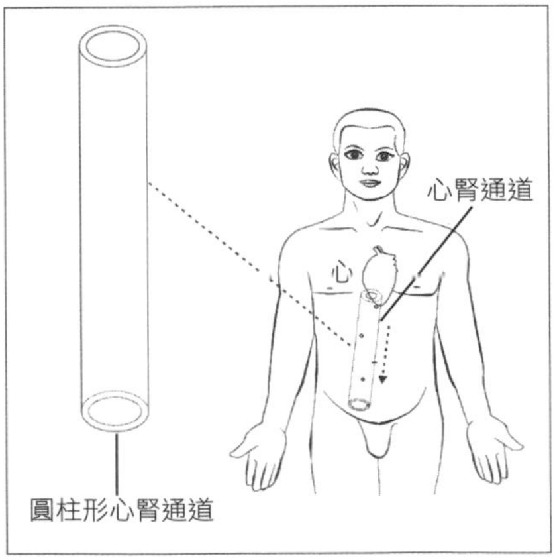

圖1 圓柱形的心腎通道。

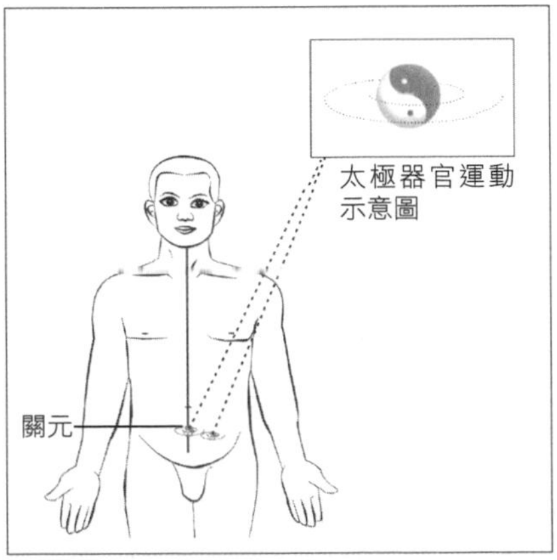

圖2 小腸經值日旺相時間，肚臍下關元穴同時有兩個太極器官在運動。

3

小腸很快旺相。這時的小腸，是以一個整體來運動旺相的，整個小腸就像一個特殊的烹香蒸玉釜及鼎，香氣冉冉升起，烹煉工序嚴明，自然而然。發生在人體中這樣一個複雜的變化過程，實在是筆墨難以描述。

4

經過數分鐘的烹煉，藥是否煉好了？這時，心腎通道以長方體的形態顯現，命門門户大開，心腎交通（見圖3）。此時可以觀察到，小腸就在心腎這個方形通道的底下。難道是心腎交通，需要手太陽小腸經的幫助？還是小腸經的運動，需要心腎交通才能進行？（經過一年對病人的觀察，筆者發現小腸對心和腎非常重要。小腸不好，心腎易病。因此保持小腸的正常功能，對健康十分重要。）

5

接下來，我觀察到小腸的剖面圖像。這是一種特殊的內觀，不是幻覺。小腸這個大圓管子中約有近十根的圓管子（見圖4），每根小管子中又有若干個更小的管子，我叫這些最細小的管子爲「簇」，當時我在筆記上記道：「每根管子有很多產米的小簇。」每根小管子，都能產像小米一樣的「精」（可以叫精或藥）。這些一簇簇的精是黑色的，實際上是呈粒狀的。

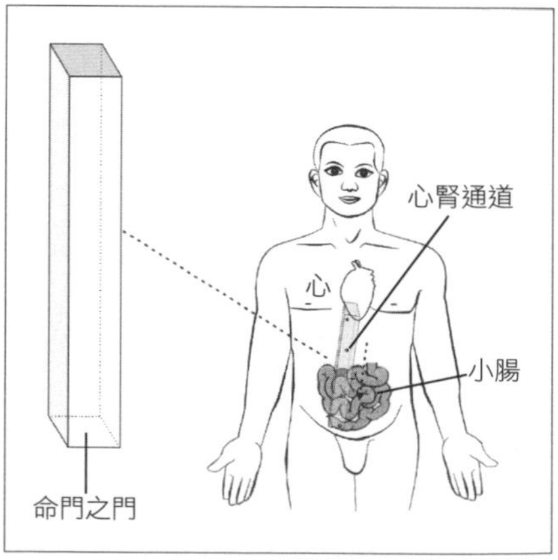

圖3 心腎通道以長方體的形態顯現

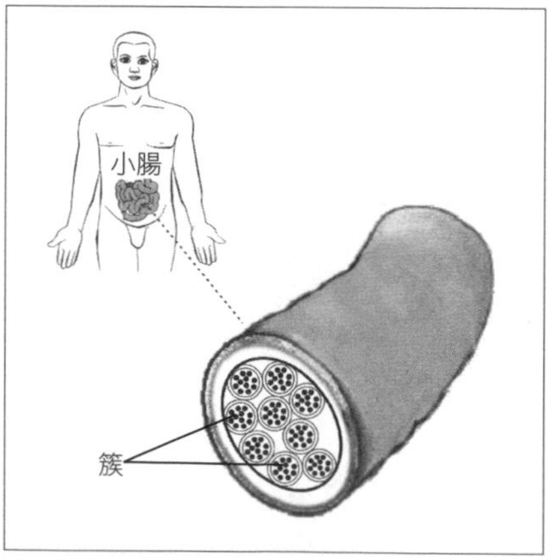

圖4 小腸產藥圖。

6

小腸經所生產的黑色粒狀的精（或藥），大小比小米還小，從曲骨穴一帶進入腎臟系統（見圖5）。

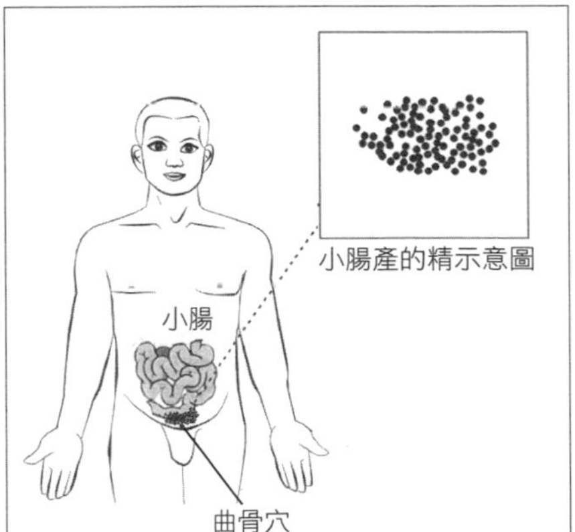

圖5 注精入腎。

小腸的內證與外證

圖6是轉繪自國外解剖學書籍的小腸剖面圖，讀者可以比較一下圖4及圖6的小腸剖面圖。雖然兩者外面的結構基本上是一樣的，但是內容物卻全然不同。特別是在產精這一層次上，差別就更大了。內證和外證，並不能相互證明哪一方的對錯，但絕對是相互補益的。此外，為什麼內證觀察到的內容，會和現代科學外證的結果不同？這需要科學更深入去探討研究。我想，如果只是長期以外證方法來治療腸疾病人，可能無法真正達到治本療效。

這兩張圖也說明一個事實：西醫有解剖學，而中醫本身也有自己的解剖理論。西醫的解剖和中醫的解剖，是完全不同的。如果只拿西醫的解剖來治病，人類真是愚蠢，只用西醫方法來治療自己的病，純粹是跟自己的身體開玩笑。

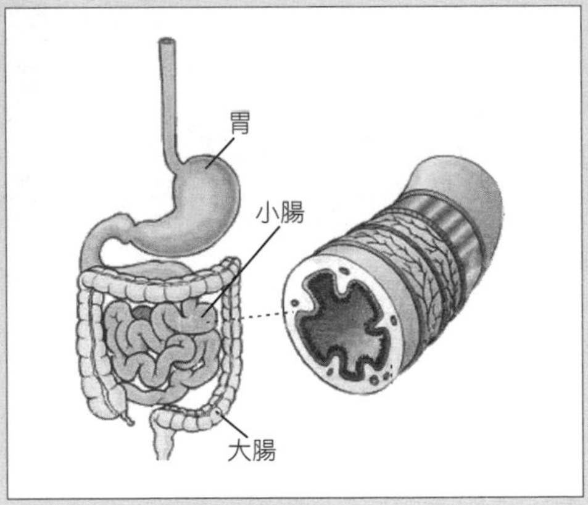

圖6 西醫解剖學的小腸剖面。

【卷十一】◆

足太陽膀胱經觀察

我們的前輩講，人要送水火。送水火，當然要靠膀胱和尿道。膀胱和膀胱經對人體的重要，不用多講。膀胱經的皮部，在人體背部占了很大比重，因為背部最需要太陽之氣。

科學家們從患者膀胱中提取細胞，然後注射在膠原模具上，放置在恆溫箱中繁殖七個星期，原來的數萬個細胞會猛增至十五億之多。據二〇〇六年九月報導，美國已經有七名患者使用自身細胞培育出來的組織替換發生病變的膀胱❶。

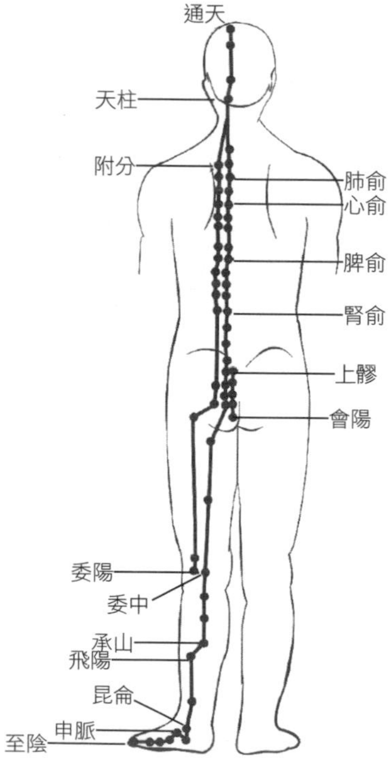

足太陽膀胱經

我的觀察筆記

膀胱經

觀察時間：二〇〇七年十一月二日十五時四十分至十七時

1

三陽宿下照↓西方七宿濟膀胱↓昴宿濟膀胱↓氣交↓奎宿濟膀胱↓接氣↓月與水星濟膀胱↓氣交↓無名黑洞與膀胱↓奎宿傳陽物質入膀胱↓寂滅。這次觀察的時間正是膀胱經值日旺相，即每天下午的三時至五時。這次觀察屬於膀胱經運動旺相高峰的最後階段。時當秋季，西方七宿值日旺相。

西方七宿的奎、昴、婁三陽宿齊照。昴宿眞氣是先照心後照肝，奎宿是先照肝後照心，婁宿則照脾臟（見圖1）。

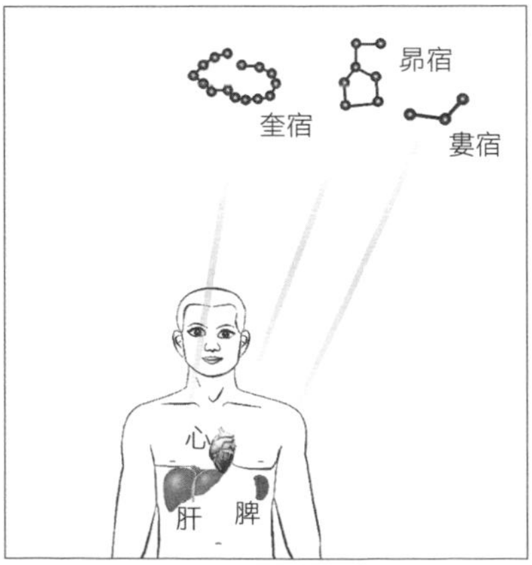

圖1 奎、昴、婁三陽宿齊照。

2

然後，西方七宿一齊下照人體的五臟六腑與膀胱（見圖2）。

3

稍後，昴宿的光氣單獨下照膀胱，使膀胱眞氣旺相，然後膀胱眞氣上行，和昴宿下照的眞氣相互接氣（見圖3）。《黃帝內經》中，統稱這種情況為「氣交」。

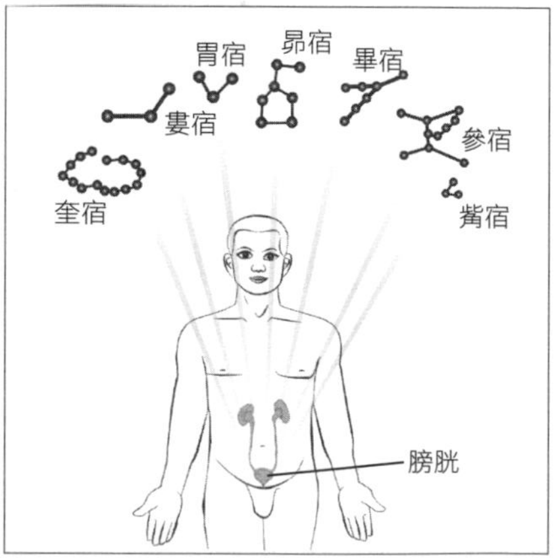

圖2 西方七宿一起下照。

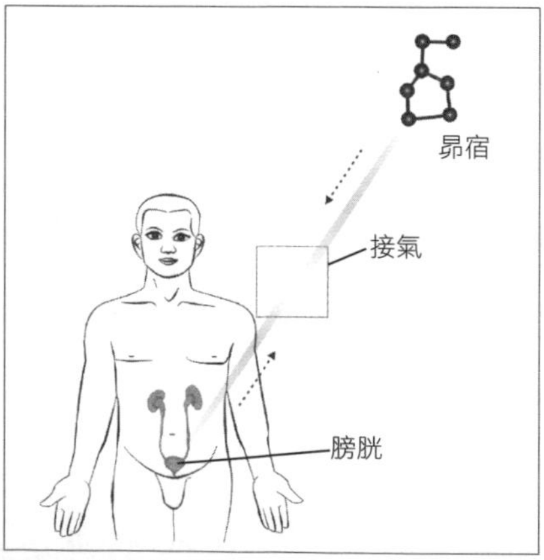

圖3 昴宿的光氣單獨下照膀胱，兩者的真氣相互接氣。

4

奎宿下照膀胱。膀胱眞氣再次上行，和奎宿下照之氣相互接氣（見圖4）。

5

月光微微照下，似爲引子，接著水星眞氣下降。水星的眞氣爲濃黑色，下降氣道形成像彩虹一樣的半圓形。水星眞氣量大力大，傳黑色眞氣到膀胱，使得膀胱眞氣滿溢，然後膀胱眞氣上行，與水星氣交，並相互傳氣（見圖5）。

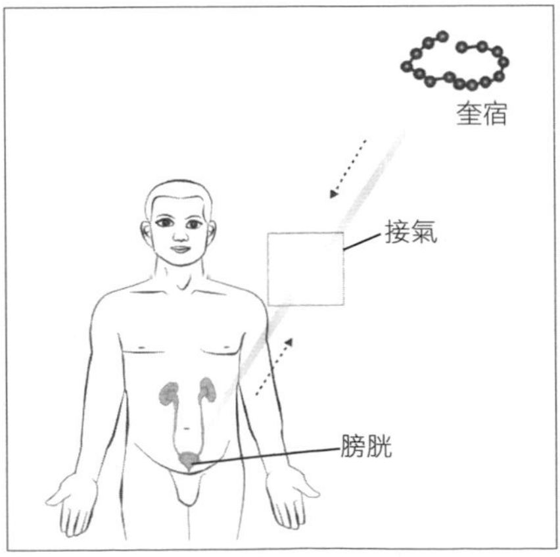

圖4 奎宿與膀胱真氣進行氣交。

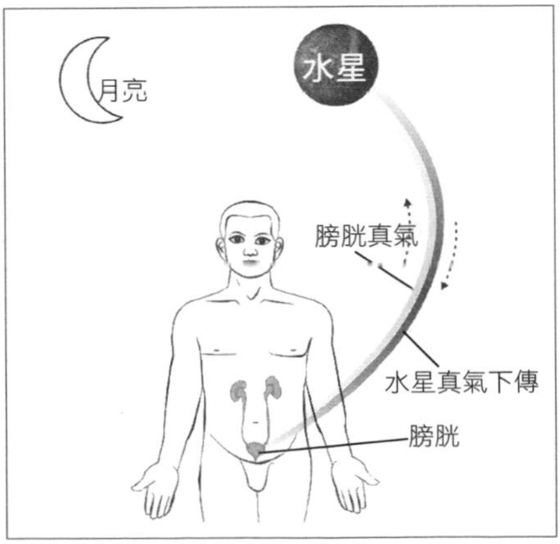

圖5 水星的黑色真氣與膀胱真氣進行氣交，並相互傳氣。

6

水星傳「相」（其實就是水星的眞氣）給膀胱。水星下傳的眞氣伴著黑氣，在膀胱部位旋轉（見圖6）。

7

一個旋轉的不知名黑洞發出光氣，直接照在人體的前額，然後給人體下傳眞氣（見圖7）。

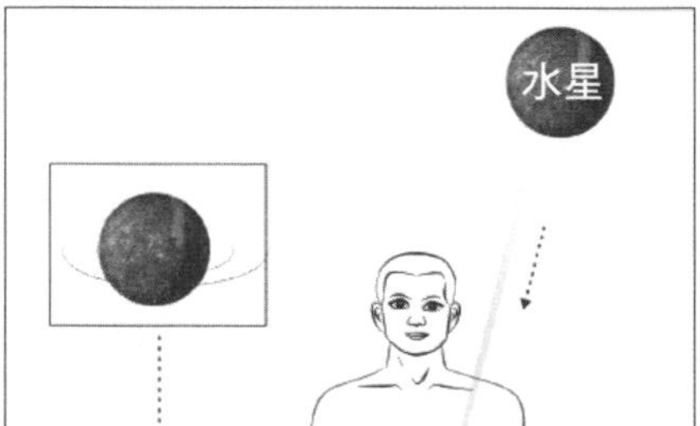

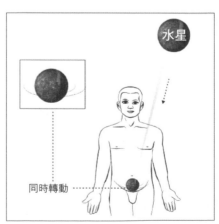

圖6 水星傳相到膀胱。

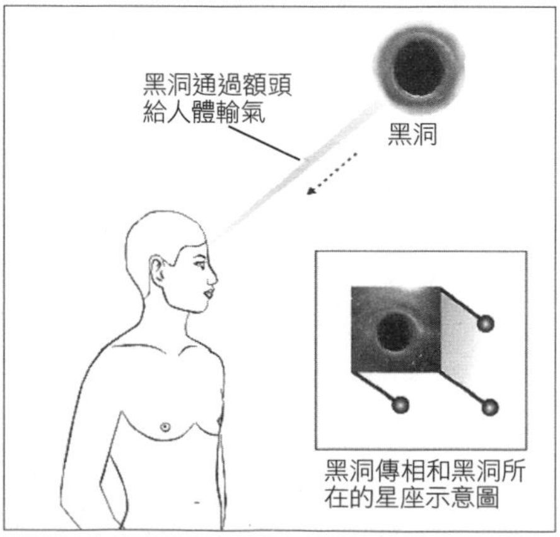

圖7 黑洞下傳真氣及傳相。

8

黑洞傳相（見圖7），形狀和古代的井臺很相似。我猜可能是井宿，井宿爲南方七宿的第一宿，本來應當在夏天旺相的。

9

水星眞氣下傳到右邊膀胱經秩邊穴下一穴，透過這個穴位震盪整個膀胱經絡。結果是整個膀胱經絡全部跳盪、震動、通暢（見圖8）。

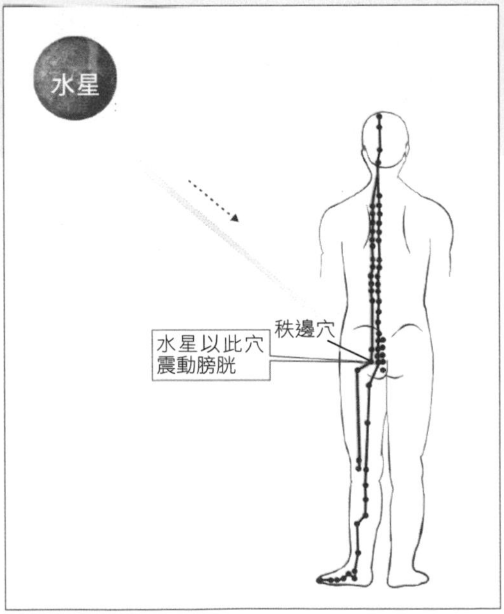

圖8 膀胱經震動、旺相。

10

奎宿經由兩條路徑傳藥（陽物質）到膀胱，這種陽物質是金黃色，微紅。其中一條路徑，是由奎宿直接傳入膀胱（見圖路徑①）。另一條路徑，是在先直達膀胱傳藥後，再從右胯邊上先前水星震盪膀胱經的穴位進入（見圖路徑②）。所傳的陽物質，如果用我們人類的尺度來估計，直徑約有3公分。

11

西方七宿齊照，膀胱眞氣氤氳、洋溢，並呈傘狀鼓起，先在小腹部（見圖10a），最後覆蓋全身（見圖10b）。寂滅。膀胱經在這一天的值日旺相運動結束。

注釋

❶ 消息來源：人民網http://scitech.people.com.cn/GB/25509/4804425.html

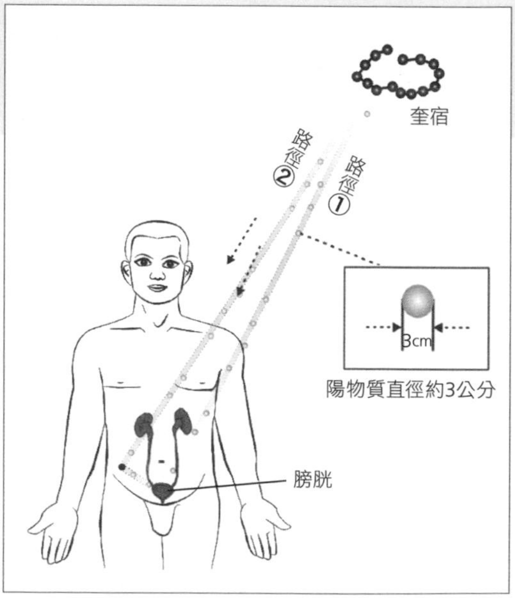

圖9 奎宿傳藥到膀胱的兩條路徑。

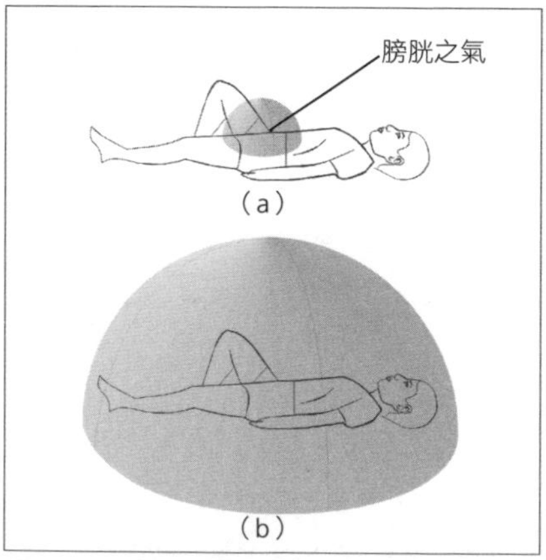

圖10 膀胱真氣氤氳、洋溢，呈傘狀鼓起，先在小腹部，最後覆蓋全身。

【卷十二】◆ 足少陰腎經觀察

我的觀察筆記

腎經

觀察時間：二〇〇七年十一月初十六時四十分至十九時

七宿齊照↓水星和參宿合水↓參水通督脈↓腎臟產藥↓水昴通腎↓水觜合陰↓腎受陰陽↓黑寂。這也是一次對腎經的完整觀察，天上仍然是西方七宿值班旺相。

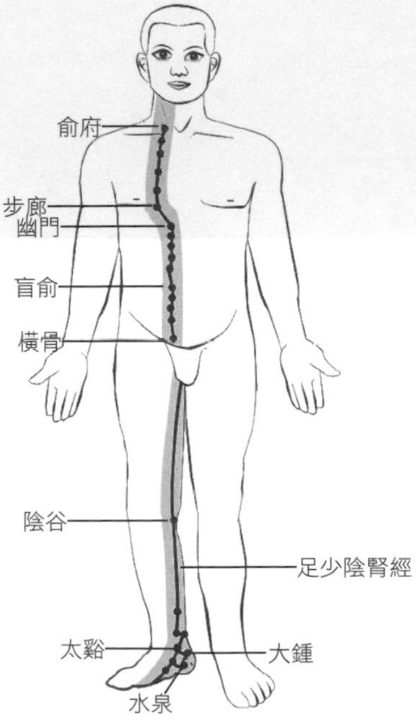

足少陰腎經

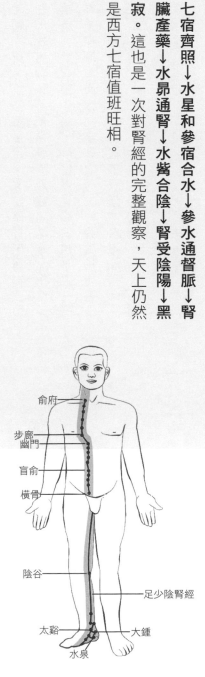

1

腎經啓動：奎宿射前額，婁宿照百會及玉枕之間一穴，下沿至玉枕。胃宿照胃，昴宿照肝，後到心肺。畢宿照臍右近闌尾處，後至臍旋。觜宿照小腸，參宿照大腸、湧泉穴。群星燦爛，西方七宿這次的工作共用了約五至十分鐘。在西方七宿下照後，人體五臟六腑旺相。旺相向各自附近的區域擴散，全身啓動，歷時約二十分鐘。

2

胃宿照胃（見圖2），下傳的氣爲黑色，持續約五分鐘。同時，腎臟旺相。

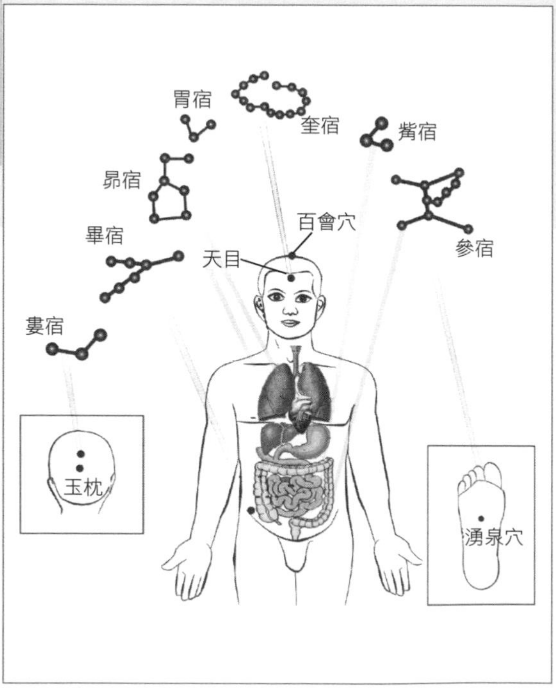

圖1 腎經啟動。

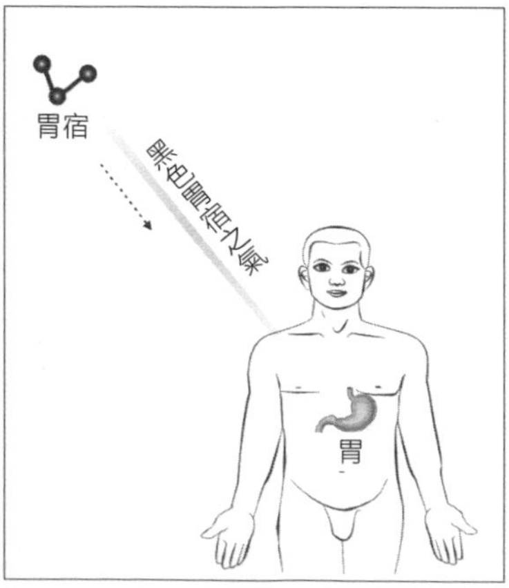

圖2 胃宿光下照胃腑。

3

水星和參宿輸氣：水星照人體百會穴，進氣；參宿照雙腳湧泉穴一帶，進氣。

參宿傳的真氣，從湧泉穴上行到督脈，再沿督脈上行。水星下傳的真氣從百會穴向人體後行，沿著督脈下行，水星和參宿下傳的真氣在督脈匯合（見圖3）。看來是水星和參宿在幫助人體打通督脈和腎經，並補充人體的真氣。

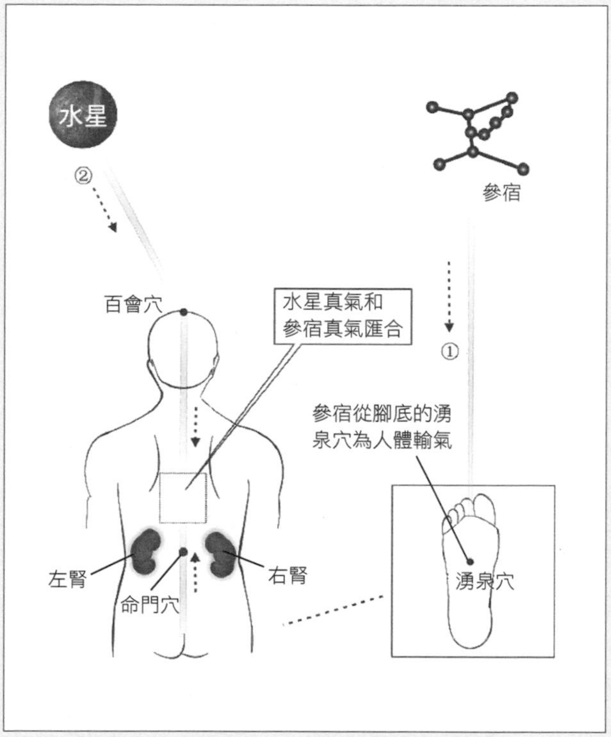

圖3 水星和參宿為人體輸氣，兩者下傳的真氣在督脈匯合。

西方七宿第七宿：參宿

中國古代認為參宿屬水，為猿，是西方七宿的第七宿，居白虎之前胸。雖居七宿之末，卻是最要害部位，因此參宿多吉。其中參宿四，即西方所說的獵戶座α星。這是一顆紅超巨星，半徑在太陽的700～1,000倍間變化，而半徑的變化使得它的光度也跟著變化。

參宿四距離地球在497至789光年之間，表面溫度3500K，光度為太陽的十萬倍。因為又近又大，使它成為除了太陽之外，是人類首度能解析出表面大小的恆星。

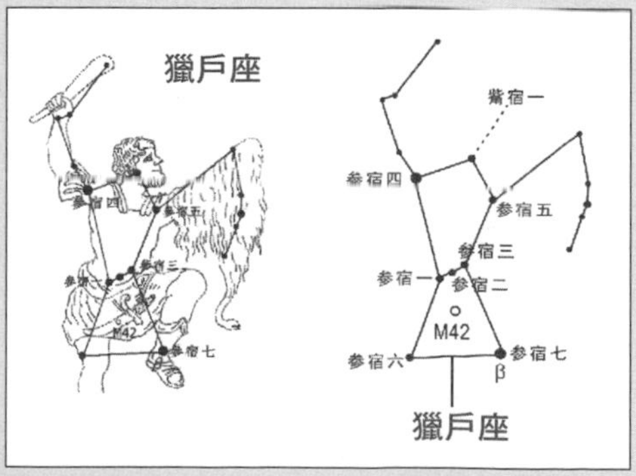

圖4 參宿圖。

4

腎臟旺相，左右雙腎都產藥。左腎產的藥，如小靈芝；而右腎產的藥，像小豆苗（見圖7）。

5

水星直照左腎，左腎與命門穴（位於命門中間）有氣道相連，相互透過氣道通氣（見圖8）。

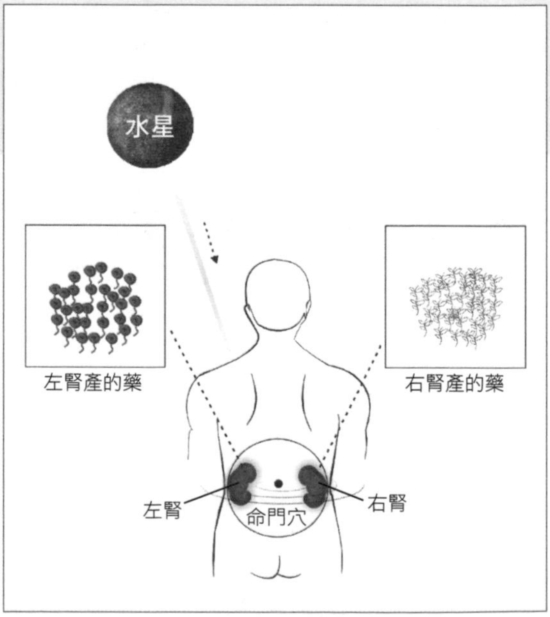

圖7 左右腎產藥。

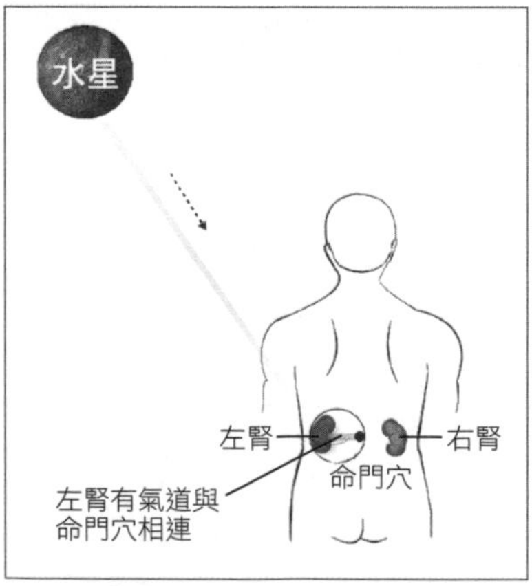

圖8 左腎通命門穴。

6

昴宿下照右腎，右腎旺相。右腎與命門穴之間出現氣道，互通眞氣（見圖9）。

7

左腎氣與水星眞氣相接，右腎氣與昴宿眞氣相接。左右腎向外噴氣（見圖10）。

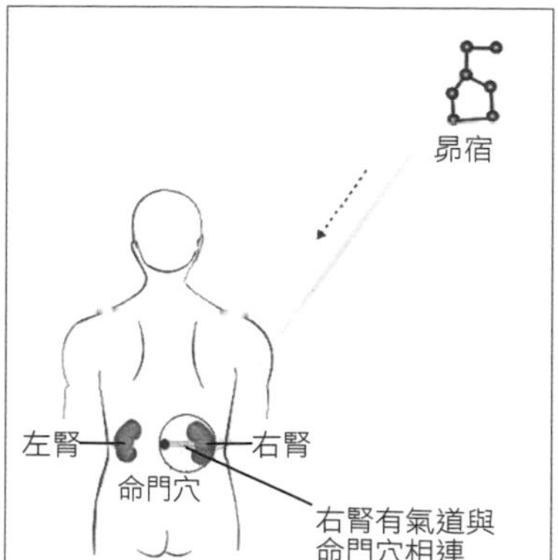

圖9 右腎通命門穴。

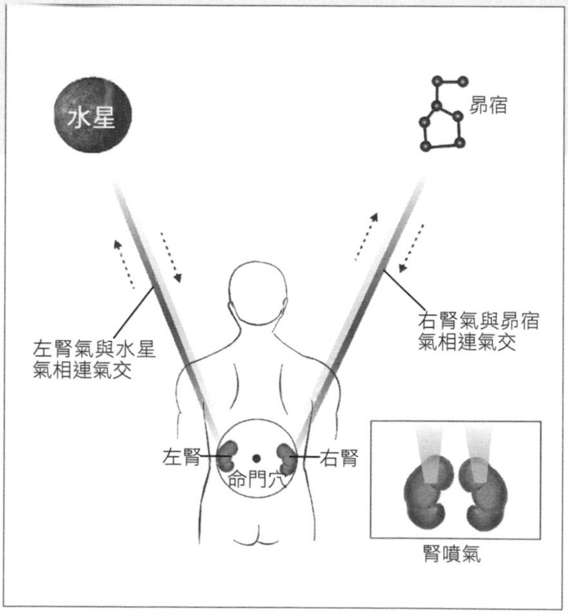

圖10 雙腎噴氣並氣交。

8

左右兩腎各有上下一組穴位，一個叫上穴，一個叫下穴。左腎上穴與水星相通氣，左腎下穴與奎宿相通氣；右腎下穴與昴宿相通氣，右腎上穴與水星相通氣。

9

水星傳相，然後水星眞氣在命門占位運動（見圖12）。這是眞氣茂盛的結果。

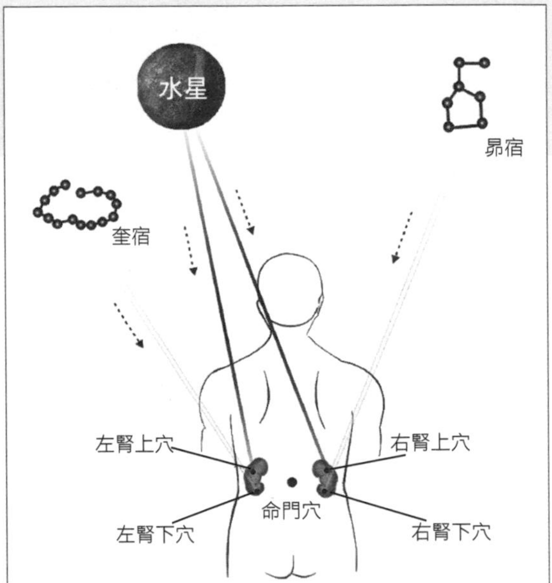

圖11 水星、奎宿、昴宿三星與雙腎相通氣。

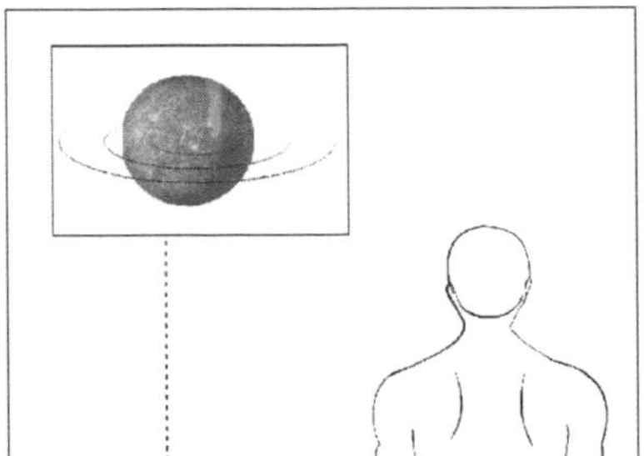

圖12 水星傳相。

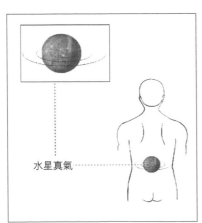

10

胔宿在命門占位。在水星眞氣運動十分鐘後，輪到胔宿傳相，所傳相發光，微黃。但水星眞氣仍停留在胔宿眞氣的最下邊（見圖13）。

11

命門旋氣圖：腎臟系統快速旋轉，先左後右，先是左腎旋轉，然後是右腎快速旋轉。左右兩腎往同一個方向旋轉，形成兩個小旋轉中心（見圖14a）。而整個命門是一個大旋轉中心，三個旋轉中心同時進行旋轉（見圖14b）。

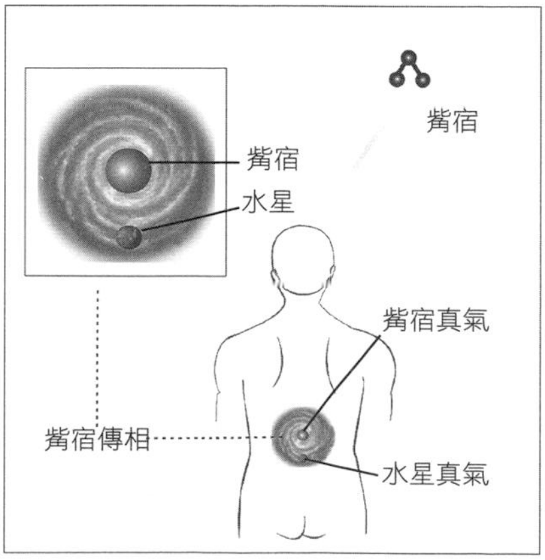

圖13 胔宿及水星合。

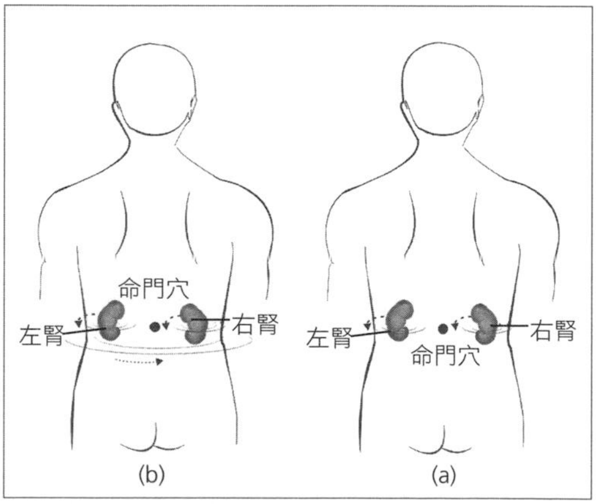

圖14 左右腎及命門形成三個旋轉中心。

12

水星及參宿分別從人體的百會穴及雙腳的湧泉穴傳黑氣。接下來，參宿從前述路徑傳陰陽物質，然後水星接著也從前述路徑傳陰陽物質（見圖15）。

13

全身一片燦爛的黑氣，腎臟到了入寂時間。而水星仍然在下傳眞氣，捨不得中斷它的工作（見圖16）。

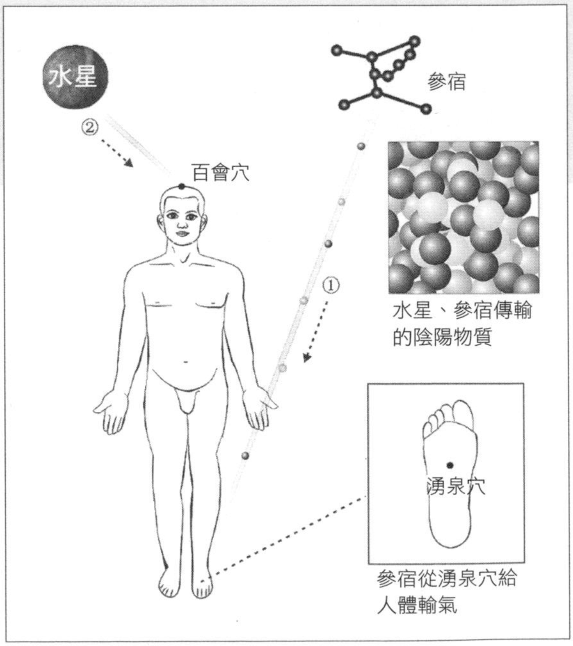

圖15 水星、參宿傳陰陽物質。

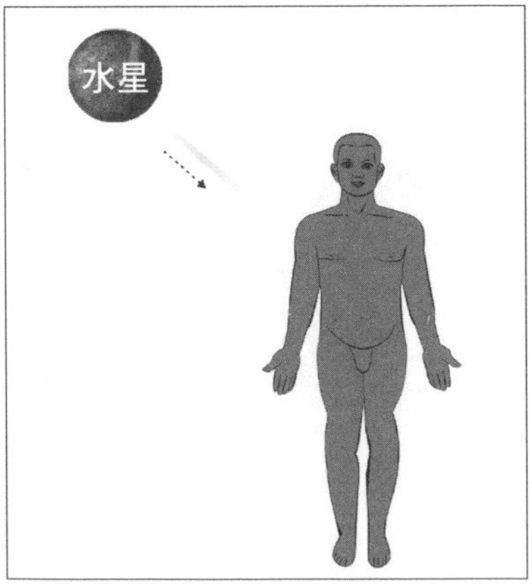

圖16 人體一片黑寂。

14

到了晚上七時，心包絡微動（見圖17），該是人體中的新主角——心包經登場挑大樑了。

15

在前面這兩個小時的過程中，參宿一直在給人體傳氣（見圖18）。

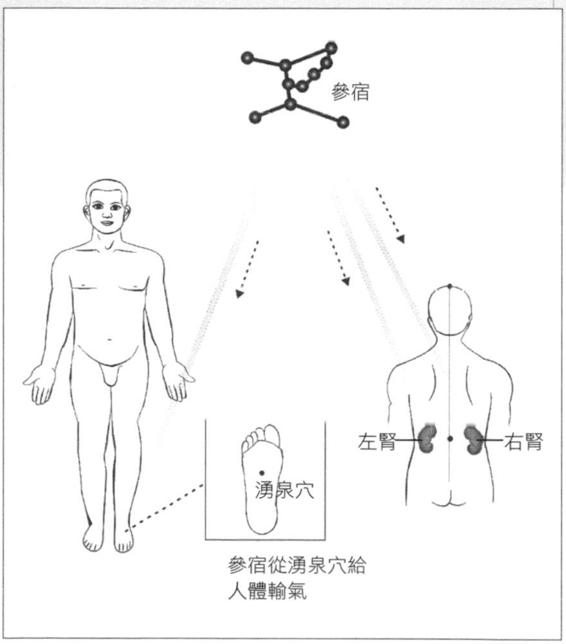

圖18 參宿送氣。

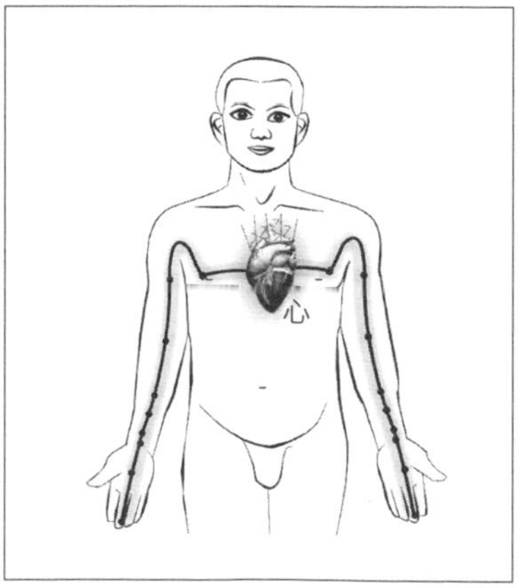

圖17 心包絡微動。

【卷十三】◇

手厥陰心包經觀察

我的觀察筆記

心包經

觀察時間：二〇〇七年十月中旬十七時二十分至二十時三十分

中指與大椎的專用經絡↓左右湧泉穴生太極眼↓左右手勞宮穴生太極眼↓勞宮穴的太極衍生圖↓心肝一體運動。這次觀察歷時五十分鐘，這個時間是心包經旺相的中間階段。

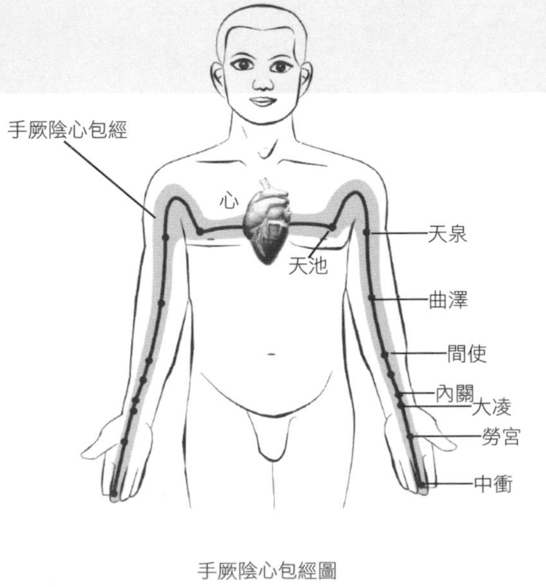

手厥陰心包經圖

1

突然觀察到，右手中指指根那一節的最中間，有個穴位發出紅黃色的光，且有一條經絡專門連結到大椎穴。

2

左右湧泉穴旺相：當湧泉穴啓動時，可以觀察到各有一個氣泡在左右湧泉穴中旋轉運動（見圖2），運動過程中還出現了太極眼。在與湧泉穴相對的腳背位置，也存在著這樣的一個穴，也有類似現象產生。再下來，湧泉穴和大腦中相對應的區域發生聯繫。

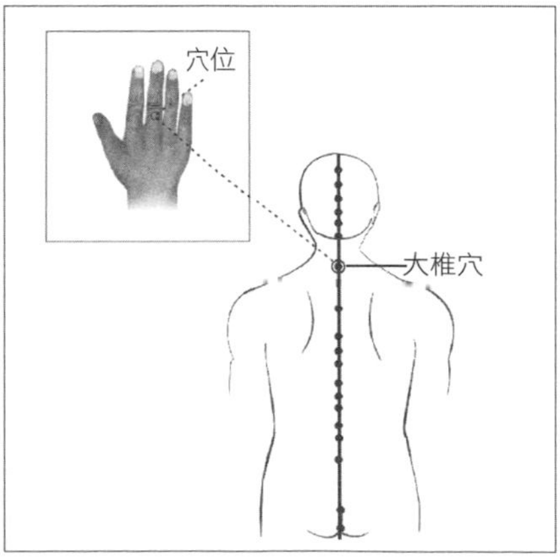

圖1 中指穴與大椎穴連結。

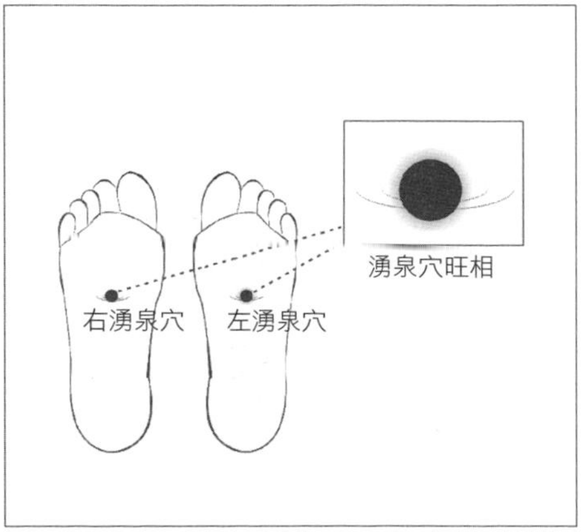

圖2 左右湧泉穴旺相。

3

左右手心的勞宮穴，這時也出現像湧泉穴一樣的太極器官運動，太極眼先產生（見圖3）。接下來，勞宮穴產生一個小氣球，再變成大氣球。這些大大小小的氣球，其實都是我們老祖宗所講的陰陽物質。

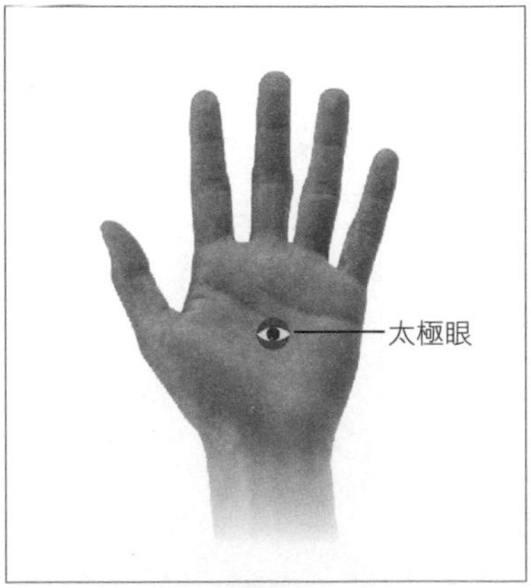

圖3 勞宮穴出現太極眼。

4

左手勞宮穴的運動過程（見圖4）：太極眼↓如〇運動：先是小圓運動，逆時針↓大圓運動↓太極生一↓一生二↓二生四↓四生八（中間一球，外八球）。這些全是眞氣的運動過程，也是《周易》和

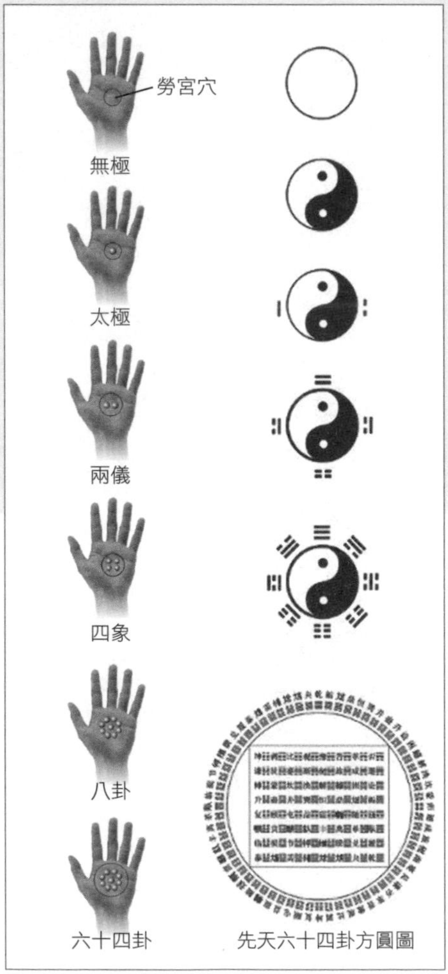

圖4 勞宮穴的太極衍生過程。

《道德經》所揭示的衍生規律。手的勞宮穴眞是辛苦，所以才叫「勞宮」呀。

5

心包經旺相，並與肝臟相連通。心臟與肝臟一體運動，與外界交換眞氣（見圖5）。

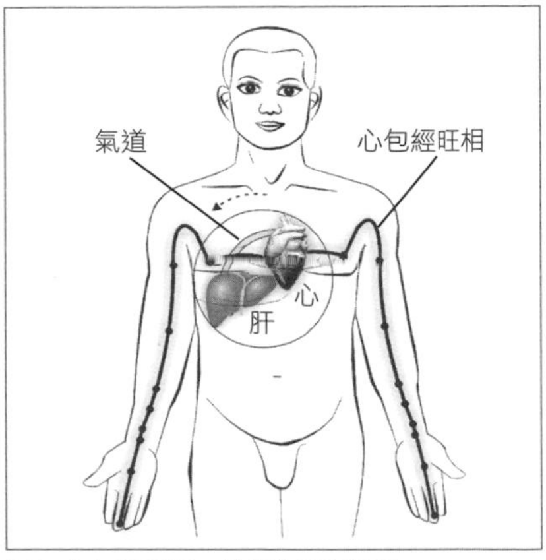

圖5 心包經旺相，並與肝臟相連通。

後記

從二〇〇五年，在一個遙遠的地方，在一家水晶飾品公司的廣告目錄上，我開始寫下關於這本書的內容提綱，到現在，在瀰漫著早春新濕的桂林廣西師大王城校園住下來，寫關於這本書最後的幾個字，已經五年過去了。但在我的感覺中，時間不僅沒有前進，倒好像是在倒退，甚至倒退了很多。時間，這個看不見的寶貝，在這本書的探索中，具有獨特的、非同尋常的意思。

桂林王城內，有一座不過十來層樓高的山，叫獨秀峰，這座山是以九十度以上的角度突然在校園的平地上幻生出來的。從南面看，獨秀峰如一位聖人，靈秀萬分。從北面看，從他的背後只能讀出兩個字：獨尊！

桂林的山多是玉女之性，而在這群山流構的太極之中，統領群美的卻是這樣一尊陽性的君子。這是桂林的陰陽。山雖然小，但這獨秀峰也同我們每一個人一樣，有著自己的脈，流著自然的神魂和真氣。山脈山脈，並不是指山的外形，而是山內在流動的經絡。

桂林從秦代開城到現在已經兩千多年了，但如果按我的老師和道家關於時間的看法，時間至少有三種，並不只是一個順時針運動的錶，只有向前發展一種。它有逆行，用漢語講是倒行逆駛。還有無時間，簡單講，就是沒有時間。找一個不太恰當的名字，叫零時間。如果上天把逆時間用在桂林，讓桂林倒退兩千多年，那現在的桂林眼下可能還是一片原始森林，森林中到處是深水如汪洋，水中會露出如坦克一樣大的鱷魚，水上飛著如雞一樣大的蚊子。

如果桂林現在仍然處在零時間，我想像著，整個桂林仍處在一片元氣氣化之中，桂林的人民和生靈，如光如影地在這片真氣之中飛翔，餐玉露而食霞光，五光十色中的桂林，怕是另一番神韻。

中醫所依據的時間

時間名稱	**意義**
順行時間	日常生活中的時間，生老病死的時間順序。
無時間	沒有時間的宇宙。
逆時間	從老到小的時間，還原、返運動的時間。

至於順行時間，就是自然的衍生和衰老過程。順行時間有多種認識方法，達爾文的進化論是其中一種。

這三種時間，都讓我深愛。缺少哪一種時間，生命都會失去很多樂趣。我們的祖宗，是把握生命和時間的高手。

中醫才三歲

內證是在複雜時間狀態中的旅行。

中醫就像是時間，也有多種性質。當中醫以順時間行走時，你哭著想把他拉回來，他根本不理你。當你感覺把握不住他的脈想要放棄，但你生命中的那些個怪誕的時間，又離不開中醫的治療。我想，我尊師和道家關於時間的研究，深深地植根在中醫裡頭，而中醫對於時間的這三種基本屬性，又像是專門為生命準備的。生老病死和衰老，是時間順行；長生不老，時間是零；返老還童，那當然是時間之神逆行。孕育出時間等無數奧祕的中醫又像是獨秀峰，突然絕地拔起，不給你一點心理準備。想求助於中醫，唾手可得，但又那麼艱難。想背棄中醫而去，看到的只是中醫的獨尊和魅力。這是人類的共同尊嚴。

這樣的中醫，像是一個時間的瑞獸，自有中醫自己的大歷史。

從內證的探索來觀察，中醫是人類最偉大的醫學。從內證探索情況來看，中醫的大歷史規律很突出，可把中醫按五千多年為一個發展時期，分為三個歷史時期：

- **第一個五千年：**從至今一萬年前，經過伏羲氏，直到黃帝時代，這是中醫的生長成熟期。
- **第二個五千年：**從黃帝時代到一九四九年，這是中醫的衍生發展期。
- **第三個五千年：**從一九四九年起，不知需要多少年時間。如果再用五千年，也不算多。

每一個階段都可以說是「超越的一歲」，如此說來，中醫其實才三歲。中醫作為天人合一的醫學，其大歷史跨度遠遠超過了人類平常的大歷史。這也是中醫讓人類難以理解的原因。三歲的大丈夫，無所畏懼，頂天立地，正是宇宙間所有的生靈都可以期許的世界。

中醫要革命

在寫這本書的過程中，我讀了不少相關的中醫書，對比來看，我突然得出了一個明確的結論：如果我們的中醫更發達，身邊很多過早逝去的人，本來不應當如此；他們應當笑著和我們在一起快樂。我的腦海中，這樣的想法變得越來越清晰。人類為偏見和錯誤，付出了太多太大的代價。原因是認識真理和事實真相，實在是太難。

一些朋友說，我書中寫的很多東西，有些玄。我笑笑。生和死難道不玄嗎？生命要是不玄，那就不叫生命。所以，生命的探索，也只能隨著生命起舞。我所寫的這些事，只是中醫及中國古代生命科學所依據、所探索的豐富內容的大海一粟而已。中醫所依據的規律，遠比我們認識的要高遠深邃得多。要把中醫所有的內在科學規律全部內證出來，怕是需要無數代的人來做這個事。

我想要在這裡下幾個結論和定義，供我們進行更深層次的思考，並藉以行動。

我要下的一個結論是：西醫的科學和中醫的科學，根本是兩回事。硬要給中醫套上西醫的科學，純粹是胡鬧。現在的情況正是這個樣子。這兩個醫學，壓根不在同一個層次。要拿中醫所屬於的科學來解釋西醫，現在根本不可能。對人類來講，中醫所屬於的這種科學，當代人類還沒有發明創造出來，當代人類的科學能力，還沒有達到解釋中醫創建者的水準。

中醫和西醫是兩種不同的科學，這一點，在內證中可以看得很清楚。因為兩者是不同的科學，現在還不能用同一種東西來解釋。兩者可能互補，也可能互證，但在主流上，中醫和西醫兩者不能相互否定。這好比男人不能否定女人，女人不能否定男人。不是一回事，只能求異存同。

西醫了不起。西醫的功勞，有目共睹。但西醫的哲學基礎、科學基礎，也使西醫有極大的弱處。這種種弱處，正是中醫的長處。現在，大家看中醫的眼光，是不是越來越成為一種文物和文化遺產，具有觀賞性而瀕臨滅絕？中醫是不是奄奄一息？這究竟是為什麼？

中醫如孫子，講究全敵為勝；又如孔子，講究和為上。中醫廉價，中醫綠色生態，最適合於資訊化的人類。中醫是中國的獨門暗器，最適合向全球行銷，且會產生人類的愛，而不是恨。但為什麼難行？

一個人在疑惑時，會自問我是誰？我為什麼生活？我想，當中醫危機的時刻，我想代中醫問一句：什麼是中醫？中醫的危難如何度過？

本書就是企圖深入骨髓的思考。如果讀者問我上下求索得出的答案是什麼，兩個字：革命！中醫要革命。

解剖中醫

從這本書的探索可以看到，中醫就像個老佛爺，總是不開口講話。但中醫確實是有自己獨特的真實觀察和實驗方法的，中醫並不是建立在單純的哲理思考上面。以唯心和無科學實驗基礎來看待中醫，實在是老掉牙的觀念，這是大猩猩時代的遊戲。

中醫有著自己特有、比西醫更深厚和複雜的物質基礎，如陰陽物質、五行物質、大易物質等等。內證並不能替代創造新的科學，對中醫所依據的物質進行更便於應用的科學研究，內證是中國式探索中醫的開始，而不是終極的結束。

當代科學對中醫的實驗觀察，並不只局限在內證範圍內，臨床實踐和很多現代化的探索等，都很成功，這些也是重要的證明方法。但是內證，確實是傳統中醫進行基礎性探索最主要和核心的方法。內證的範圍大家也能看到，從中醫的人體小宇宙的解剖內容，到大宇宙內重要的星體和人體的關係，以至於中醫用於推衍計算的重要工具：天干地支、五運六氣、大易等，都需要在內證基礎上建立和應用。世界上沒有唯一的真理，在醫學上也是如此。西醫探索人體的一個層面，而中醫探索的是另外的物質層面。自大自尊地自以為是醫學之王，只是愚昧和癲狂。王霸的結果是失道。

在更加細微的領域，我們也看到《黃帝內經》所表述的各種中醫基本理念，在人體中都有十分具體的豐富物質運動過程。如五行，有五臟作為五行運動主體器官；有五神這種特殊的物質在主宰五行運動；有氣態的五行物質，在五臟中運動；有宋代劉牧所描繪的五行結構物質，幫助五臟和人體進行所需要的器官運動。這足以證明，我們祖宗的五行理論，是建立在嚴格觀察和實踐基礎上的學說，不是空洞的東西。祖宗們傳下來的五行圖，是對內證中觀察出來的運動程式的真實描繪，不是虛構的東西。

中國文化和中醫最根本的物質：陰物質和陽物質，是內證中最經常觀到的東西。陰陽物質並不是以陰性和陽性來分析辨別物質屬性的方法，而只是對陰陽一類物質取了個簡單的名字。因為陰陽物質本身是複雜多樣化的，甚至是隨時在發生變化。用猜想的方式理解中醫是十分可怕的。陰陽不只是山坡的陽面和陰面，在中醫科學上，有極為具體的內涵。陰陽物質，是生命最重要的動力和能源，取之不盡，用之不竭。

在更高層面上，人體中需要的物質，自然界無不畢備。從內證觀察來看，中醫所謂的神、精等，只是不同層面觀察到的具體客觀的物質，這些物質，人體中有，宇宙自然中也有。《黃帝陰符經》說：「觀天之道，執天之行，盡矣！」這是整個中華文明的精髓。觀，內觀、外觀，瞭解生命和宇宙；執，掌握、把握、控制及利用天道的運行，就是這些了。觀察到這些規律，利用這些規律，這樣就產生了中醫等中國傳統科學。所以，中醫是觀天道和執天道所產生的寶貝。

另外，在中醫內證觀察中談到的黑洞、時間，也是當代科學最尖端探討的東西。不僅天上有黑洞，人體中也有。中醫不僅有達爾文進化論所依據的時間，性命之學還要探索逆時間和無時間。

但內觀和執道，是較為複雜和高深的事，最重要的是對道德的要求水準太高。所以從內證的角度對中醫進行探索，仍然不是件容易的事。要完整地重構整個中醫的主要內證過程，可能需要數代人、至少數百年的不斷努力。所以，重建新的中醫，需要大歷史、大角度、大實踐，需要的不是更多的否定，而是執著前行。

西方式科學、中國式科學及中國科學

在這些探索中，感觸最深的另外一點，就是西醫所代表的西方式科學，和中醫代表的中國式科學，完全不是一回事。現在用西方式科學，基本上還不能解釋中國式科學的東西。

以種牛痘來說，在中國唐代，用的是種人痘方法，這種方法在中國的最早記載是源自於一個女道士的夢。在一個內證不能被人所理解的時代，以夢來替代、解釋內證，是最簡單也最容易被人接受的，這也是道家最常用的說故事方法。如果從這則記錄來看，人痘可被看作是一個內證實驗的結果。人痘的創造，源於中國式科學。而到了英國，科學家用了簡單的臨床實驗方法，在這樣的基礎上，產生了現代免疫學。一個有趣的現象是，有一段時間，在英國，種人痘和種牛痘兩種醫療方法是同時存在和流行的。在這種意義上，疫苗這種東西，是中國式科學和西方式科學共同創造的結果。中國式科學產生的醫學理論和技術，經過努力，是完全可以被西方式科學物化為具體的現代醫學技術，這是一個成功的例子。但中國式科學和西方式科學之間的差異，也同樣有著明確的分水嶺和界線的。

西方式科學和中國式科學在交融初期，相互低水準的否認、悖謬，這是可以理解的。但由於兩者採用的是不同的方法，研究的是不同的生命物質層次，長久發展下去，就會看到兩者的巨大不同。現在的傾向是人們對中國式科學誤解太多，濫用西方式科學，不合理地替代、歪曲和否定中國式科學。

在所有中國式科學的領域中，中醫要成功，困難最大。因為必須把內證觀察的技術，借用西方式科學技術，變成中國科學。同時，還要用中國式科學加西方式科學，改造西醫。中國醫學，面臨著雙重的特殊任務。這一條路，是一條漫漫長路，但走出來，就一定能成功。中醫，沒有選擇。

超越內證

本書在大陸出版前，編輯龍子仲先生曾經給這本書取了一個書名「超越內證」。我們笑著同意一個觀點，內證，是很難超越的。但是，今天探索中醫內證，就是為了明天的超越。中醫的深度內證是基礎，超越是為了創造更好的中醫。

在過去，中醫是一種自然形態的組織結構，和全球化、資訊化社會，在結構和管理上差距很大。要找出一種適合中醫特性的管理方法，建立合適中醫的制度，不論現在或未來，仍然是一件高難度、有挑戰性的事。進入內證對中醫進行探索，有助於提升中醫的個性管理，建立真正適合中醫特點的制度。就真正發展中醫來說，全球化大戰略是第一位的。而對中醫管理的正確與否，是中醫能不能正確發展的命脈，是最關鍵所在。

中醫另一個最大的薄弱處，在於基礎研究。西方式科學和西醫的最大特點，是有充足和必需的研究工具、複雜的試驗條件，進行大量的試驗研究。中醫屬於中國式的科學，建立適合中醫的基礎研究，也是一件大事。談中醫，不僅僅是復興，更要再造。從內證角度來看，這不只是完全可能，而且確實必要。

說到底，中醫最需要的，是凝聚和信心，是行動。比起西醫，我們的生命更需要中醫，人類更需要中醫。這樣的時代，已經到來。俗話講，三歲看老。三歲的中醫，已經展開了大歷史的時光逆旅。超越之行，已經開始。

與讀者的問答對談

《人體內證觀察筆記》是從中醫視角談解剖的一本書，這不僅僅是一本談人體奧祕的書，還揭示了人的生命與宇宙交流的獨特方式、生命的運行，以及人類與大自然的神祕關聯。全書將中醫的臟腑、經絡等放在人體生命與宇宙大自然的關係中進行解說描畫，既有外在觀察，又有內在實證。本書出版後在醫家、道家和中醫愛好者中引起了很大的迴響與討論，對此，筆者特別針對其中一些問題，一起在此做個詳盡說明。

問題一：什麼是內證？

這本書所講的，其實只是中國傳統生命科學的一個很小很小的片段。學習傳統文化，在過去不只是背背書就行了。所謂經世致用，是要有真本事的。

中國古代傳統的生命科學，包括中醫，最重要的內容全包含在佛、道、儒三家之中。中醫是佛、道、儒三家之外，關於生命探索的一個特例。本來並無內證之說，但是傳統所講的「真修實證」，就包含了內證，內證是修行的一個工具，只是修行的一小部分。這本書所講的內證，和古代修行所說的修道證道行道、覺悟成佛，其實相差很遠。論我的水準還只是一個小學生，談不上覺悟與證道。我在這本書中，只是講了中國傳統生命科學的一點皮毛而已。

另一方面，內證還有一些其他名字。道教稱之為內觀，觀就是不用肉眼的那種「看」。修行者的水準高了，經過修行後就能進行內觀。一般認為，內證要用到天目。有沒有天日？肯定是有的。不只我有，我也觀察到別人也有。但不論是哪一種內證、內觀，都涉及到更複雜的條件和因素，不能簡單化為天目的功能。

形成內觀有多種複雜的因素，涉及到方法、修行的水準、老師、道德、宇宙大自然等。沒有特殊的需要和願力，盲然用天目是有害的。

學習內證是有條件的，其大前提就是道德，而且道德水準越高，願力越強，學習內證就越容易，比如我們的願力是覺悟和救人，或幫助醫學發展等等。內證水準高下相差很多，我書中所講的只能算是最初級，主要是針對自然界和人體內真氣運動現象與規律所做的真實記錄。這種方法，我的老師稱之為「觀象」。

象或相的這個層次，是中國文化和傳統生命科學特有的一個層次或現象，這種簡單的觀象，本來沒有什麼特別的，《黃庭經》講的就是這個，只是我們大都看不明白；「修真圖」、「內經圖」描述的也是這個。

現代科學的能力十分有限，不要因為現代科學不理解，就把真當假。西方的東西替代不了東方，沒有東方就構不成宇宙和世界。而東方的人如果沒有自己的東西，那就是精神上的奴隸。中國傳統的生命科學，至少七千年以上的歷史，非常成熟，非常科學，是完全不同於現代科學的一種大科學。

問題二：你是如何學習內證的？人人都可修到你這種程度嗎？

我開始學習的最大動力是治病，後來是好奇。年輕時我因為生病，找不到合適的治療方法，所以學了太極、站樁，以及後來的道教全真派修法。開始時，只是為了找回健康和快樂；後來身體康復了，感覺中醫、中國傳統生命科學所蘊含的奧妙特別多，好奇之下，就這樣慢慢學下來的。

我學習內證的經驗：一是要有好老師；二是不妨從最簡單的法門入手；三是一定要堅持，苦中有樂；四是修心最重要，在日常生活中的修行，是最難的修行。這其中最難最難的，是道德的修行，常常需要一段很長的時間。

只要方法得當，條件具備，人人能行。佛祖釋迦牟尼喝了農家女孩的牛奶，坐在菩提樹下，發誓不覺悟不起來，他睹明星而悟道，睜開眼睛時說：「眾生都有和他一樣的佛性，人人能覺悟。只是因為執著和妄想，障礙著眾生。」我這書中描述的內觀，水準還很低，比起佛家所講的覺悟根本算不得什麼。只要努力就行，但請不要執著。

問題三：內證和當代科學技術有何區別？

在我看來，內證是中國傳統生命科學最重要的部分之一。據我所知，佛、道、儒三家所講的內證，內涵和外沿不僅僅涵蓋了當代科學的所有內容，還有更多不可思議、不可想像的廣大內容，是將來人類科學需要進一步探索和進步的領域。現代科學要進入到這些領域，將需要一段很長很長的時間，不是一代兩代人就能完成的。而且，我相信佛、道、儒也是不斷發展的「活」的知識。

內證要靠人的自我覺悟，不斷超越自我及突破生命的各種限制，同時也要靠幫助他人的強烈願力來持續學習。內證和科學的最根本區別，就是內證是在高度道德條件下的產物。我不是空談道德，這全是事實。道德條件不具備，根本不可能進行內證。科學家則不必受到諸多道德上的限制，但實際上，真正的大科學家，其實道德水準都有一定的程度。

內證和科學並不矛盾，而是一體的，是相互轉化的。科學是內證最好的朋友；而內證可以為科學提供廣大的新領域、新思維。就我的觀點來看，內證是廣義的科學，是「廣博科學」。現在所講的科學，只是狹義的科學。不過，內證能夠發展到外證，而科學這種外證也能發展到內證，雙方是可互補的。人類最需要的，其實是從內證到外證，再從外證到內證。過去內證中所用的傳心、傳相等，現在已經發展出了手機、電子郵件。這樣來看內證，其實也沒有什麼神祕的。

問題四：內證是如何做到的？

內證從來不是一個單獨的學習內容。內證是修行的結果之一，也是修行的一個重要手段和工具。所以，本來並無內證之學。對一般人來說，修身養性就是最簡單的內證：證明自己在精神上是一個完美的人。這不容易，但人人能做到，天天生活得快樂，也是一種最好的證明。

道家講：「人若能清靜，天地悉皆歸。」這其中講的，就有內證。天地都歸你了，你想做什麼都行。佛家講「戒定慧」，是指修行的一個過程和最基本的原理：戒，讓你有比俗人更高的道德水準，聽說受菩薩戒的出家人，有三百多條戒律要守。有戒律了，才能有進步，才能靜下心來，才能產生新的智慧，這新的大智慧中就包括內證。說實話，戒定慧我還做不到。

還有一個重要的東西，就是願力。簡單來講，願力就是一個修行者修行的目標，佛經中講得最多的就是各個佛的目標、各種願力。近年很流行的書《祕密》，主要講的是一個人如何實現自己的利益願望；但中國傳統文化所講的願力，才是一個更大的祕密，講的是一個人要如何為眾生做出更大的利益。這才是真正的祕密和願力。

除了願力之外，學習傳統的生命科學也是一種快樂的苦行。我的老師說過，如果要按部就班學習完全部的必修課，每個學習的人起碼要學個十年左右，而且是全心全意。在這個過程中，有很多重要的環節，比如懺悔、反省、捨棄、放下等等，甚至於要直接面對死亡。

大德們不是說過，當你修行時，實際上已經把生命交出去了。

至於具體的學習內證過程，則是一個更精細、複雜的事情，是人在高度放鬆安靜狀態之下的一個結果。這些觀察不只取決於人、取決於師，在很多時候也取決於宇宙自然。對內證有興趣的讀者，我建議可以讀讀河上公注的《老子》和呂祖的《道德經釋義》。

問題五：內證是真的嗎？你覺得現代人可以接受內證嗎？

真實不虛。我個人的實踐證明了這一點。在佛道儒、基督教、天主教大量的經典中，都有切實的講述。內證在道家叫內觀，像我這種，只是初始水準的內觀。內觀是學習傳統生命科學的工具，當然也有很多其他用處。在修行人中，這不算什麼。

一些中醫和學者認為，內證對中醫的產生、運用、發展扮演了舉足輕重的角色，內證是古代中醫的一個神祕的實驗體系和實驗室。我的實踐，證明他們的觀點是正確的。內證是中醫極重要的一部分，最優秀老中醫所用的方法，在內證中都能夠找到相應的證明。

內證也是很科學的。不能因為當下的科學證明不了內證和中醫，就輕易否定。科學連人和宇宙從哪來的，也證明得不清不楚，當下的科學也只是人類的工具而已，和內證性質並無二致。

至於現代人是否可以接受內證？這得取決於現在的人對生命的覺悟到何種程度，也取決於我們是否能公正客觀地評價、學習及認識傳統文化中最優秀的部分。

修行和內證，是給予、捨棄，而不是索取；修行和內證是向自己、向內在的、向更高級及更複雜的宇宙學習。看看現代人的生活，被物質消費及無盡的欲望追趕著，如果還不能覺悟，如何求得真正的平靜與快樂？

問題六：你對宇宙和生命觀抱持什麼看法？

宇宙是極為複雜的，複雜到現在，科學還無法理解東方經典所描述的複雜宇宙。《大藏經》和《道藏》等東方古代經典所講的複雜宇宙，確是真實不虛的，只是科學眼下還證明不了罷了。有些事我們做不來，就說人家不存在、是假的，這是阿Q。

此外，我認為宇宙本身是有靈性、有生命、有極高智慧及道德的，它擁有人類現在還不理解的規律和守則。以人類科學現有的智商，要完全理解，還辦不到。

問題七：書中說，壞的欲望會產生「三尸蟲」，真的嗎？

我曾經觀察到，人的心只要有一個邪念，就會產生一種心形的、約〇．二公分左右的灰黑色塵埃聚集在身體中。對現在的人來說，思無邪可能很難做到。大量的這種內在的塵埃一旦積聚起來，也會生蟲；邪惡的念頭，也會招致惡蟲聚集。善心善念則會淨化身心，有利於身心健康。

問題八：你對現代人如何照顧好自己的身體有何建議？。

我建議現代人，尤其是年輕人，要多培植自己的善根，多運動，少吃垃圾食品，多學西方的東西，但不要被西方人騙了。中西的東西全要學一些，但一定一定要讀幾本中國古代各家的主要經典，就算讀不明白也沒有關係，一定要和經典早結緣。平常如能打打坐，學學武術瑜伽，那是再好不過了。至於老年人，我建議要有信仰，打太極，學靜坐。

問題九：這本書對病人有什麼幫助？

我寫這本書的動機之一，就是希望能幫助病人。一個人生了病，無非是採用中醫西醫治療，但只有醫院幫你弄清病因是不夠的。重大的疾病往往是源於我們的身心，病因必須往自己的內心世界去尋找。至於身體的康復，除了必不可少的藥物之外，也需要非藥物的方法療癒，我就是從這個困境中走出來的。

真正的治病大藥，一定是在病人自己身心之中。我們在一生中，有無數錯誤，也有無數功勞。生病是對我們人生的一個清算，是一個自然規律。生病了，就需要好好反思，為什麼會生病？反省反思是很難的事。有一種很中國式的療法稱為「講病」，就是自己給自己把病因講個清楚明白，接著就是「知而行」，改掉讓自己生病的不良因素及作為。

最大的藥、最有效的藥，就在每一個人的身心中。

問題十：請問你如何看待地球上的大災難？

在我寫這段文字時，日本大地震才發生不久，加上嚴重的核外漏，不只讓日本人不得安寧，全球很多地方的人也同樣惶惶不安。在這之前，就有不少讀者以人類大災難的傳言來信問我。說實話，這既可笑又極無聊。人生最重要的，在於當下快樂地生活工作，總擔心天塌下來，就算活到百歲又如何？

人嚇人，嚇死人。如果真有大災難降臨，只能以平常心對待。任何文明都是有生有滅，這是一個大規律。人類文明未來會如何，我想決定權不在於宇宙大自然是否有災難，而在於人類想如何走下去。

論真來說，人類的災難主要是人類自己製造的，我想從宗教和修行的角度來理解並沒有錯。從歷史可見，人類最大的災難都是人類給自己製造的，不論是戰爭、還是核災，全出自人類自己的手。

科學和傳統文明最大的差別之一，是科學把自然和宇宙不當成人的一部分；古老的傳統文明，恰恰是把自然當成自己最美、最不可分割的一部分。本來面目也應該是這樣。現代科學只知道一味地利用自然，不知道從內裡理解自然、熱愛自然，經常把自然和人一分為二，造成人和自然的對抗。科學本身是「人算」，人算要想勝過天算，是暫時的，到頭來還是「千算萬算不如天一畫」。

另一個問題，則是科學和道德的分裂。現在發展最快、花錢最多的一部分科學技術，是專門用來殺人的。人類這種低級的道德水準，決定了眼下人類科學的悲劇性。但是，眼下這種悲劇卻不斷往復循環。

整個人類現在已經發展到一個新的階段，在這個階段，人類需要一個統一的靈魂、價值觀，凌駕於各民族、國界、文化及宗教。這一步要如何走，是人類在大發展中趨吉避凶的一個關鍵。

所以，人類有這樣那樣的災難，不要老是以為這是宇宙大自然的原因。老話講，上天有好生之德。好殺是人類的本性，不是宇宙大自然的事。人類集體的覺悟，人類整體的慈悲，才是避免大災難的真正光明之道。

國家圖書館出版品預行編目資料

人體內證觀察筆記 . 下冊 , 十二經絡觀察篇 / 長安無名氏著 . -- 二版 . -- 臺北市 : 橡實文化出版 : 大雁出版基地發行 , 2023.03
192 面 ; 17 ×22.5 公分
ISBN 978-626-7085-95-0(平裝)

1.CST: 中醫 2.CST: 人體生理學 3.CST: 經絡

413.16　　112002440

BH0009R

人體內證觀察筆記㊦ 十二經絡觀察篇

作　　者　長安無名氏
責任編輯　于芝峰
執行主編　莊雪珠
版面構成　舞陽美術・張淑珍
封面設計　A⁺DESIGN 鄭宇斌
校　　對　莊雪珠、魏秋綢

發 行 人　蘇拾平
總 編 輯　于芝峰
副總編輯　田哲榮
業務發行　王綬晨、邱紹溢、劉文雅
行銷企劃　陳詩婷
出　　版　橡實文化 ACORN Publishing
231030 新北市新店區北新路三段 207-3 號 5 樓
電話：（02）8913-1005　傳真：（02）8913-1056
E-mail 信箱：acorn@andbooks.com.tw
網址：www.acornbooks.com.tw

發　　行　大雁出版基地
231030 新北市新店區北新路三段 207-3 號 5 樓
電話：（02）8913-1005　傳真：（02）8913-1056
讀者服務信箱：andbooks@andbooks.com.tw
劃撥帳號：19983379　戶名：大雁文化事業股份有限公司

印　　刷　中原造像股份有限公司
二版一刷　2023 年 3 月
二版三刷　2024 年 3 月
定　　價　380 元
I S B N　978-626-7085-95-0